体の不調は「腸もれ」が原因

藤田長久
FUJITA TAKEHISA

幻冬舎MC

はじめに

現代の日本は「慢性的な不調大国」といっても過言ではありません。

腰痛や肩こり、頭痛などは今や国民病と呼ばれているほど多くの方が悩まされています

し、アトピー性皮膚炎や花粉症をはじめとするアレルギー性疾患も増加傾向にある他、ストレスや過重労働を背景に、働き盛り世代の慢性疲労や不眠といった健康問題も見過ごせないものになってきています。

こうした慢性的な不調の原因としては、主に運動不足や食生活の偏り、過度なストレスによる自律神経の乱れにあるといわれてきました。

そんな中、研究者が不調の大きな原因として新たに注目しているのが「腸もれ」です。欧米では日本に先んじて研究が進められ「リーキーガット症候群」と呼ばれています。腸の粘膜の細胞間の隙間があいて、腸の中にある未消化の食物や細菌などが体の中にも

れ出し、さまざまな症状をきたすことを「腸もれ症候群」といい、下痢、便秘、時に血便、腹痛、発熱に始まり、漸次倦怠感や体重減少、貧血をともないます。腸による免疫機能が低下してきてアレルギー疾患や関節リウマチや橋本病などの自己免疫疾患やがんや弁膜症、うつ病など慢性疾患の温床となります。

この「腸もれ」を改善することが、長引く不調を治すことへと導く有力なカギになると、国内外で関心が高まっているのです。

私は40余年にわたり地域のかかりつけ医として、一般内科（神経内科含む）の治療、予防に力を入れてきました。

たくさんの、慢性的な疾患や不調に苦しむ患者と向き合い、また私自身も、長い医師人生の中で何度か、長引く疲労感や精神的な落ち込みを経験してきましたので、この「腸もれ」に着目するようになりました。

最も、現代人の悪しき習慣ともいえる「糖質の過剰摂取」の内毒素こそが肥満や高血糖の原因であり、同時に、腸内環境を悪化させ腸もれを起こす元凶であると考え、「ケトン体」をキーワードとした食事療法が腸もれ対策や予防に有効であることを確信したのです。

世界のアスリートや上級管理者の間で広まりつつある「グルテンフリー・カゼインフリー」を耳にされていると思います。実は、このグルテンもカゼインも、たんぱく質の一種で「腸もれ症候群・リーキーガット症候群」の原因物質なのです。

慢性疾患や自己免疫疾患の原因となるリーキーガット症候群の元凶には、白パンや牛乳が挙げられます。また、われわれが主食としている白いご飯で、糖質のとり過ぎが糖尿病や肥満、がん増殖につながる恐れもあります。

今や、地球人として食事のとり方は問われています。

われわれは、微生物である腸内細菌との共存を考えるとともに、これまでの賢人たちのビーガン食を、通して地球環境を真剣に見直す時代に入ったのだと、私は思うのです。

本書では、腸もれのみならず、全身の健康維持・向上のために知っておきたい栄養と食事を通観します。今一つ、問題なのは「同じカロリーであれば何を摂っても同じ」という神話です。特に、動物性食品と植物性食品の見直しをぜひしなければならないことも述べていきます。

今まで何をやっても楽にならなかった――そんな慢性のつらさを抱えている一人でも多くの方が本書を読んでいただき、希望をもってくだされば、これにまさる喜びはありません。

体の不調は「腸もれ」が原因　目次

はじめに　3

［第1章］現代人を苦しめる体の不調は「腸もれ」から始まる

老いも若きも慢性的な「不調大国」日本　14

不調の正体は「腸もれ」!?　16

もれた有害物質が炎症のもとに　21

腸もれによって起こる疾患　23

お腹の調子でわかる「腸もれのサイン」　37

［第2章］「腸もれ」はなぜ起こるのか

まず知っておきたい腸の役割とは　40

堅い守りの「腸管免疫」　43

腸内細菌叢は「人体の中の社会」　45
腸内細菌の乱れが腸もれを増長する　48
もれるだけでは症状は出ない　49
免疫にもブレーキ役がいた！　52
腸もれの最大の要因は、現代の食生活　53
腸もれはパン食中心がもたらした病気？　54
知らずにいると危険な小麦粉の害　57
添加物や、人工甘味料も要因に　60
抗生物質や鎮痛剤の多用も危ない　61
世界の食文化の変遷が腸もれをつくりあげた　64

［第3章］「腸もれ」は「ケトン食」で治す

腸もれを起こさないエネルギー確保がカギ　70
「乳酸」「糖新生」「ケトン体」と、「短鎖脂肪酸」　72

ケトン体とは何か　77
慢性疾患とケトン食の効果　83
ケトン食の基本は「糖質制限と高脂肪」　91
控えるべき食材　94
積極的にとりたい食品　95
短鎖脂肪酸で腸を強くする！　98
油は選んでとる　103
動物性食を徹底排除して動脈硬化を防ぐ　108
食べるものだけでなく、食べ方も重要　112
ケトン体の測定法と目安値　120
ケトン食の実践例と朝食のスムージーづくり　122
ビタミンD摂取とその他の食事法　129

［第4章］　腸もれを改善するための生活術

便秘は快腸の大敵！　142

質の良い睡眠が腸を整える　146

「入浴」は不眠の朗報！　148

活動と休息のリズムを整える　151

大いびきは「無呼吸」の恐れも　153

日常生活の延長でできる運動を　155

リラックスすると腸が整う　157

体を温めて腸を整える　158

股関節をゆるめると自律神経が整う　159

［第5章］　「腸もれ」をなくして健康体を手に入れよう

腸が整えば全身が整う　162

最近のトピックス―オートファジーとは　163
植物性たんぱく質のすすめ　168
牛乳の課題　171
健やかな1日の積み重ねが、健やかな人生をつくる　175

おわりに　178
参考文献　182

第1章

現代人を苦しめる体の不調は「腸もれ」から始まる

老いも若きも慢性的な「不調大国」日本

現代の日本では、ストレスの増大、不規則になりがちな生活習慣などを背景に、「いつもどこかしら具合が悪い人」が増えています。

腰痛や肩こり、頭痛など、日本では成人の4人に1人が、慢性的な痛みを抱えているとの調査報告もあります。年を取ると誰にでもあると諦めてしまっている人も多いようですが、昨今は20～30代の若い世代や子どもでも、パソコンやスマホのし過ぎなどから、こういった不調の訴えが増えています。

痛みの他にも、疲れが取れない、イライラする、便秘や下痢を繰り返す、動悸や息切れ、しびれ、めまいなど、明確な原因がはっきりしない不調は、今やまったくないという人を見つける方が難しいでしょう。

体と心はつながっていますから、痛みやつらさがあると活力を奪われます。

こうした不調は、背景に慢性的な病気（慢性疾患）がある場合も多々あります。ひとたび発症するとなかなか治癒に至らない、いわゆる「持病」です。

慢性疾患の代表格といえば、糖尿病や脳卒中、がん、高血圧をはじめとする生活習慣病です。

生活習慣病は自覚症状が乏しいまま徐々に進行していくのと、若い世代は自分の健康を過信し、病気の発見や治療開始が遅くなり、場合によっては生涯、その病気と付き合っていかなければなりません。

また、外部環境や食物などに過敏に反応し不調が出るアレルギーも年々、増加しており、今や社会問題にすらなっています。国民病ともいわれている花粉症において、２０１６年に行った都の調査によると、都内のスギ花粉症の推定有病率は48・8％で、２人に１人は花粉症との報告があります。アレルギーもひとたび発症すると根治が難しく、大半はアレルゲン（アレルギーの原因物質）を避けながら対症療法で付き合っていかなければなりません。

人生１００年といわれている時代、その大半をこうした慢性疾患とともに過ごさねばならないとしたらなんとも残念なことだと思いませんか。

不調の正体は「腸もれ」⁉

人生の幸不幸を左右してしまう慢性的な不調や疾患。どうしてなかなか抜け出せなくなってしまうのでしょうか。

その疑問を解くキーワードとして、近年注目されているのが「腸もれ」です。

「腸もれ」と聞いてみなさんはまず何を思い出すでしょうか？

水もれ、雨漏り、尿もれ、あるいは情報がもれる、など、「もれる」という言葉はたいてい、悪いことに使われます。本来しっかり閉じていなければならないところになんらかの理由で穴があくなどし、中のものが出ていってしまう、そんな意味合いです。

口から取り込んだ食物は、栄養素の大部分が小腸で吸収され、そのあとに大腸に送り込まれます。腸の役割は、栄養素を吸収する役割と有害物や不消化物、上皮細胞の死骸などを糞便としてつくり、肛門から排泄する三つの消化管の働きがあります。さらに、人の細胞数の約3倍ある腸内細菌叢を大腸に棲まわせ、免疫調整や短鎖脂肪酸を産生し、自らの上皮細胞のエネルギー源にしています。さらに、セロトニンの9割を産生し脳とやりとりをしています。

「腸もれ」は読んで字の如く、本来はもれてはいけないものが出ていってしまうことを指します。今や日本人の70％に「腸もれ症候群」の可能性があるといわれる症状です。

本来、腸の粘膜を構成している細胞は、健康な状態であればしっかりと細胞同士が結合しています。しかし、なんらかの要因で腸の状態が悪くなると、細胞と細胞の結合がゆるんで隙間があき、腸菅内に存在する未消化の食物や細菌やウイルスなどの有害物質が、腸から血管に入ってしまうのです。

「腸に穴があく」と表現されることもありますが、目で見えるような大きな穴があくわけではありません。細胞間の連結がゆるんで隙間ができるのです。

腸からの物質の輸送経路には、「細胞内経路」と、「細胞間経路」の二つがあります。一

［図１］ 腸管上皮細胞の輸送経路

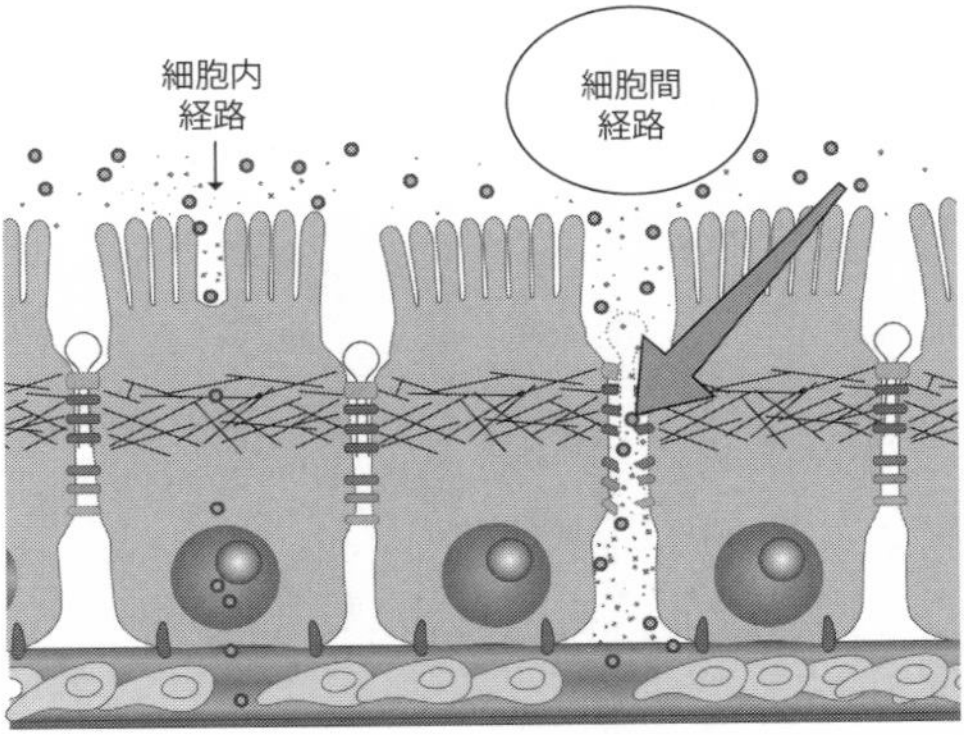

出典：Grass Roots Functional Medicine
htpps://grassrootsfunctionalmedicine.com/blog/leaky-gut-test/

つ目の「細胞内経路」は、細胞膜上の輸送体やチャンネルを介して栄養素が吸収されます。血中のグルコースが「ＧＬＵＴ（糖輸送担体：glucose transporter）」によって細胞内に運ばれ、血中の血糖値を一定に保ちます。二つ目の「細胞間経路」は、隣接する細胞同士の間の往来です。１９８０年代までは、通常はたんぱく質などの複雑な分子は、腸においては完全に通過できないと考えられていたようですが、その後、薬物研究として「バリア学（Barrier science）」が盛んになり、特に、日本の学者により隙間を閉じさせる物質の解明に貢献しました。

これらの経路は、当然ながらなんでも通すわけではありません。生体にとって必要なものに対してだけゲートが開き、通れるようになっているのです。そのため、腸のことを関所の番人＝「ゲートキーパー」と呼ぶ識者もいます。

なお、海外では30年以上前から、この現象が指摘されていました。英語で「もれ」は「リーキー」（leaky）、「腸」は「ガット」（gut）であることから、リーキーガット症候群と呼ばれています。国内では「腸もれ」の他に「腸もれ症候群」または「腸管壁浸漏症候群」と、やや難しい名称で呼ばれることもあります。

１９９３年に月田承一郎先生が、細胞間を限りなくゼロに近づける〝閉じる因子〟として「オクルディン」を発見しました。その後、１９９８年にはさらにもう一つの細胞間隙《カンゲキ》を接着するたんぱく質「クローディン」を発見します（いずれもラテン語の「閉じる」の意）。クローディンは、細胞同士が各細胞膜の外側で結合して糸で縫い合わせたように密着して一体となるものです。一方、オクルディンは、いまだ別の存在価値もあるのではないかと謎に包まれています。

２０１４年には名古屋大・大阪大・東大の共同研究にてクローディンの立体構造が解明され、２０１７年には血液脳関門を担うクローディンを阻害する「抗体」も創出されています。

　こうした研究の中で今度は、タイトジャンクション（密着接合）を、〝開く因子〟が２０００年、ファサノ教授により発見されました。

　イタリア生まれで、現在ハーバード大の小児科医アレシオ・ファサノ教授がコレラのワクチン開発に従事中に偶然、腸の密着を破壊するたんぱく質「ゾヌリン」を発見しました。これまで「もれやすい腸（Leaky-gut Syndrome）」は、「インチキ診断（quack diagnosis）」といわれてきましたが、今や「もれやすい腸」の概念がまぎれもない真実であることが証明されつつあります。このことで、腸のみならず脳や関節、すい臓などに炎症を引き起こす自己免疫疾患や慢性疾患に新しい研究の目が照らされ始めました。そして、２００３年には、リーキーガットによるとされる「セリアック病」の有病率が米国人の１３３人に１人と驚くべき高い値で存在していることをファサノ研究所は報告しました。

もれた有害物質が炎症のもとに

腸から有害物質がもれ出る、と聞いただけでも一大事、と思われるかもしれませんが、その先にはもっと大きな問題が控えています。

もれ出た有害物質は、血流にのって全身に運ばれていきます。本来血液は、栄養素や酸素など、生体にとって必要な物質を細胞のすみずみまで運ぶ役割を担っていますが、異物までそこに入り込み、そのまま運搬されてしまうのです。

その結果、体内の至るところで有害物質を排除しようと「炎症」が起こります。

例えば、風邪をひいた時や手足をすりむいた時、その直後にはのどが腫れたり、ひりひりしたり、傷口から膿が出たりなどの症状が出ますが、数日も経つとほとんどの場合おさまってきます。炎症と聞くとこうした現象がイメージされるのではないでしょうか。

医学的には「腫れ」「痛み」「赤み」「熱」が炎症の4大特徴とされています。いずれも不快な症状ですが、炎症自体は決して〝悪者〟ではありません。炎症は「免疫」の働きによるもので、ウイルスや細菌などの病原体をはじめとする、有害物質が外から入ってきた時に、それを排除したり、ダメージを受けた場所を修復したりする時に起こる現象です。免疫細胞は、「腸もれ」によってもれ出てきた有害物質に攻撃を仕掛けます。ここで有害物質VS免疫の戦いが勃発し、炎症が起こるというわけです。

しかも腸には常に、食べたものが消化され流れ込んでいます。食事をしている限り、それは続きます。ということは、腸もれが起こっていると24時間、1年中、休む間もなく有害物質がもれ続けているのです。それらは血流にのり、絶えず全身をめぐっていることになります。

免疫にとっては、たまったものではありません。どんなに攻撃してもあとからあとから敵がやってくるのですから。加えて、免疫は腸もれによって侵入してくる敵だけを相手にしているわけではありません。風邪ウイルスや食中毒を起こす菌など、口や鼻から入り込んでくるものも追い出さなければ病気になってしまいます。しかし、腸もれが起こっていると、こうした他の病原体への対応が手薄にならざるを得なくなってしまいます。

［図2］ 腸もれが引き起こすと考えられる慢性疾患や慢性的な不調

自己免疫疾患系	消化器系	脳症状
関節リウマチ	下痢・便秘・腹痛（小児）	脳の霞（brain fog）
糖尿病（1型）	胸やけ、過度のガス生成	偏頭痛
橋本甲状腺炎	未消化食物	めまい
強直性脊椎炎	逆流性食道炎	腫れぼったい目
呼吸器・口腔系	過敏性大腸炎	苛立ち、不安
喘息	グルテン過敏症 / 不耐症	自閉症、うつ病
嚢包性繊維症	クローン病	パーキンソン病
口内炎・歯肉病	セリアック病	アルツハイマー病
がん	SIBO(小腸内細菌異常増殖症)	慢性疲労症候群
脳腫瘍（グリオーマ）	潰瘍性大腸炎	多発性硬化症
乳がん	炎症性腸疾患	ADHD（注意欠如・多動性障害）
肺腺がん	糖尿病	統合失調症
卵巣がん	**皮膚疾患**	**その他**
膵がん	蕁麻疹	骨粗鬆症
心臓	アトピー性皮膚炎	低 Mg 血
弁膜症		女性乳房症

参考：『食のパラドックス　6週間で体がよみがえる食事法』翔泳社、2018

腸もれによって起こる疾患

腸もれで引き起こされると考えられている不調は便秘・下痢、膨満感、胸焼けなどに始まり、腹痛やめまい、神経過敏、不安感、疲労が続きます。そして、原因不明のまま長期になるに従い糖尿病、心筋梗塞、自己免疫疾患、多動症、自閉症、骨粗鬆症、アルツハイマー病やパーキンソン病などの生活習慣病を含む慢性疾患に至ります。

〈慢性の消化器系疾患〉

便秘や下痢といったなじみのあるも

のから、難病とされる潰瘍性大腸炎まで多岐にわたります。中でも小腸で細菌が異常増殖してしまうＳＩＢＯ（小腸内細菌異常増殖症：Small Intestinal Bacterial Overgrowth）と腸もれとの関係が特に注目されています。後述しますが、本来小腸は、洪水状態で細菌が棲みにくい場所でもあります。そこに、大腸からの菌と胃からくる菌の由来があります。

小腸に細菌が繁殖する原因として、大腸から細菌が移動してくる場合と胃で消化・殺菌されずに関門を通り過ぎてくる場合があります。大腸からは、炎症性大腸炎で繁殖した菌が回盲弁を通して小腸で繁殖することです。胃からは、胃酸で十分に殺菌されないことによる場合があります。小腸に細菌が異常増殖すると症状としてゲップや膨満感、体重減少などが挙げられますが、ほとんどが無症状のことが多いようです。

腸の炎症疾患は、リーキーガット症候群から波及して、いろいろな疾患も混とんとしています。難病疾患で最も多い「潰瘍性大腸炎」は、大腸に潰瘍が認められるもので成人に発病するものですが、「クローン病」は若年層に多く発症し、主に小腸・大腸にびらんや潰瘍が認められます。明らかな原因が認められないこの二疾患を『炎症性大腸炎（IBD）』と呼びます。そして、胃腸症状の自覚症状のみで他覚的所見がない『過敏性腸症候群（IBS）』の中間に『小腸内細菌異常増殖症（SIBO）』を位置付けますが、お互いに重なっている面もあります。

〈慢性痛〉

慢性痛の患者は2000万人ともいわれています。

痛みの中には、つねったり熱いものに触れたりした時に感じるものがありますが、これは刺激に対する一時的な反応であり、病的な意味をもちません。一方、病的な痛みは炎症の4大症状（腫れ、赤み、痛み、熱）の一つであり、この炎症の中に隠れた「腸もれ」が関与している可能性があります。しかも、体の中に炎症が起こることで、痛みを感じやすくなるというわけです。腸もれの炎症は慢性的なものですから、痛みも炎症がなくならない限り、慢性痛となって私たちをじわじわと苦しめるのです。

痛みを主症状とする代表的な難病の一つに、線維筋痛症という疾患があります。体の広範囲にわたる、耐え難い疼痛と疲労感、不眠をともない、検査をしても異常がないのが特徴です。原因をはじめ、解明されていないことが多い疾患ですが、最近では「腸もれ」による慢性炎症が関与している可能性があると考えられています。

〈糖尿病〉

1型糖尿病に関してはのちの章でご説明するので、ここでは2型糖尿病についてお話しします。

2型糖尿病は、血液中のブドウ糖濃度（血糖値）が高くなるために、全身にさまざまな悪影響が及ぶ病気です。ブドウ糖自体は人間が生命活動をしていくのにかかせない成分ですが、それが血液中に過剰になると、細胞や組織を傷めたり、体内のさまざまな代謝のシステムを乱したりするのです。

糖尿病は、その病名から「尿に糖が混じる病気」と思われがちです。これも間違いではないのですが、それだけではありません。糖尿病で最も怖いのは、全身の血管が慢性炎症を起こすことであり、血管がはりめぐらされているすべての臓器や組織が損傷し、合併症を起こしてしまうことにあります。

腸もれによる細菌と毒素は炎症を引き起こします。この炎症がインスリン抵抗性をきたしますが、これが2型糖尿病の本体ではないかというのです。これまでインスリン抵抗性は肥満の脂肪細胞自体であると考えられてきましたが、肥満マウスはインスリン抵抗性をもっていなかったという実験があります。また、２０１２年に別のマウス実験で腸を傷害したマウスと糖尿病のマウスとの間で、インスリンに反応した点など類似点を見出しました。そして、インスリン抵抗性と炎症が強く相関すると示唆しました。

糖尿病が慢性炎症によって起こる疾患と見なされつつあります。その原因が腸もれと考えられてきているのです。

〈アテローム性動脈硬化〉

動脈硬化とは、動脈の血管壁のしなやかさが失われ、血流が滞り、血栓ができて詰まりやすくなる状態を指します。

「腸もれ」により、本来血液中に入ってはならない菌が入り込んでしまうことで起こると考えられています。もれ出た菌が血管の内壁にとどまるために、そこで炎症が起こります。すると炎症で傷んだ血管を修復しようと、血液凝固系物質やコレステロールやマクロファージなどさまざまな物質が集まり、粥状のこぶをつくり、血液の通り道が狭くなって血流障害を引き起こします。

こうした動脈硬化の初期段階からすべてのステージにおいて、血流障害が最大の要因です。血管内凝固系が亢進し血管内に血栓を生じます。さらに、「腸もれ」による細菌やその他の異物により、炎症を知らせるサイトカインが動員され、血流を通じて血管に侵入し、そこで炎症が起きて動脈硬化を進行させます。

サイトカインとは、細胞から産生・分泌されるたんぱく質で、細胞同士の情報交換し、免疫細胞を活性化して炎症をきたしたり逆にそれを抑制したりします。特に、脂肪細胞から分泌される生理活性物質をアディポサイトカインと呼びます。動脈硬化を促進するＴＮＦ－α・ＩＬ－6・ＰＡＩ－1と予防的に働く、レプチン・アディポネクチン・ＦＧＦ21・オメンチン・オスモチンなどがあります。

臨床的に炎症の指標として使われる血液検査でＣＲＰ（C-reactive protein）がありま

す。炎症全般に関係するものですから、外傷、手術、腫瘍でも高値を呈します。特に、高感度ＣＲＰ（【注1】）ではサイトカインの分泌量に応じていて、動脈硬化性疾患での死亡率が高くなっています。

約４万人弱の成人に対する13年間の調査で、高感度ＣＲＰ値を４分位で区分し、０・19㎎／dℓ未満群の死亡率を1とした場合、最高ＣＲＰでは2から３・７倍の脳梗塞や心筋梗塞など動脈硬化性疾患の高い死亡率を男性で示しました（磯博康、２００９）。高感度ＣＲＰ値が高い場合には、たばこ、肥満、運動に留意するとともに精製食品と繊維不足の偏った食事、強いストレスなど「腸もれ」を予防することが重要となります。

炎症の中で特に、感染症を知るにはＣＲＰより、「プロカルシトニン」の検査が有用ですが、保険点数が高く、敗血症にしか保険が適用になっていません。

サイトカインは、ＣＯＶＩＤ－19における重症例の急性促迫症候群を呈するのは、「サイトカインストーム」によると考えられています。そこで、インターロイキン６（ＩＬ－６）の作用を抑える抗体が現在使用されています。

【注1】高感度ＣＲＰは、通常ＣＲＰの10倍の感度です。検査実施所が限られているため、輸送代など2～3倍は割高となります。

〈認知症〉

超高齢社会における日本で増え続けている認知症。今最も問題視されている疾患の一つといっていいでしょう。

この病気の発症にも、「腸もれ」が関わっていることが疑われます。

腸は口からの粥状に消化され、胃酸で殺菌された食物が、さらに有害物質を防御するために、腸管上皮細胞で選別されます。特に、脳は血液から異物や大き過ぎる分子から守るために血液脳関門があります。腸と同じ機序で守られていると考えられています。しかし、脳はさらに厳重な武備体制を備えています。ニューロンと血管の間に星状膠細胞（アストログリア）が入り、エネルギーの供給から有害物質を守るために通さないファスナー（留め具）とともに、排出に対しても強く働くなどの脳特有の面があります。

血液脳関門のゆるみ、もれやすい脳（リーキーブレイン）の初期症状は、「脳の霧（ブレインフォグ）」です。集中力低下や記憶障害、気分障害なのです。
しかし、血液脳関門の崩壊が、アルツハイマー病の病理に見られるアミロイドやタウとは無関係だというのです。ということは、アルツハイマー病の発症の非常に早い段階で「脳の霧」が起こっているのです。

〈うつ病〉

うつ病はどのようにして起こるか、そのメカニズムはいまだはっきりとはしていません。うつ病は、生涯に一度は罹る人が15人に1人だそうです。米国では学校襲撃事件とか日本では無差別殺傷事件などが起こり、震撼させています。そしてその多くに抗うつ剤の精神薬服用が見られているのも特徴です。そうした中、2011年に「4大疾病」から「5大疾病」を掲げましたが、そのトップが精神病でした。続いて糖尿病、がん、肺疾患（脳卒中と入れ替わる）、心疾患です。
このうつ病が、単なる精神病にとどまらないで、免疫やホルモンなどの異常をともなう脳の慢性炎症であるといわれるようになってきています。高感度CRP値（末梢血液中の

C反応性たんぱく質で炎症の強さと相関する）がうつ病患者の３分の１において、高レベルであり、重症度とも相関していると報告されています。

つまり、慢性炎症の大きな要因である腸もれが、うつ病をも引き起こしている可能性がある、ということです。

セロトニンは、脳内の気分を安定させ、幸福感を高めます。また、睡眠にも関与します。一方、腸では腸の蠕動運動に指令を出す際に使われます。

体全体におけるセロトニンは90％近くを腸で生成し、脳での生成は２％にとどまりますが、腸でつくられたセロトニンが直接脳で使われることは、血液脳関門のためできません。ですから、うつ病に使われる選択的セロトニン再取り込み阻害剤（ＳＳＲＩ）は、脳に作用しても腸のセロトニンを増やす働きはありません。

無菌マウスの腸内細菌移植実験において、成長初期に移植した場合はおとなしい性格でしたが、無菌状態で成熟後に移植されたマウスは、腸内細菌を導入しなかったマウスと同じように攻撃性の強い性格でした。腸内細菌は脳の発達や性格形成に必要不可欠だとのことです。

日本では、うつ病になる人が増えています。なぜ急激に増えてきたのでしょうか。腸内細菌が減ってきたことが主な原因と考えています。トリプトファンというセロトニンの前駆物質を脳に送っているのが腸内細菌だからです。

うつ病の患者さんはセロトニンを増やすためにＳＳＲＩという薬が使われます。そして、少なくとも６カ月は服用してくださいといわれますが、結局２～３年以上となります。初期症状の１カ月以内は効果がありますが、それ以上の服用はむしろ症状の長期化をきたし何年も掛かります。むしろ、服用していない方が４～６カ月で回復するという逆転をしてしまいます。そして、ＳＳＲＩの副作用として、衝動性行動があります。自殺とか攻撃性による犯罪があり、先述した銃撃乱射事件や包丁をもって学内児童を切りつけることがあり得るのです。

認知症の項で述べましたが、脳の中に霧が立ち込めたようにぼーっとなる「脳の霧」や不安、うつ病など脳症状が「脳もれ」によると考えられています。

セロトニンが小腸粘膜で約90％近く産生されることを述べましたが、そのためにも腸内

［図3］食物繊維の摂取量とうつ患者、ぜんそく児の数の推移

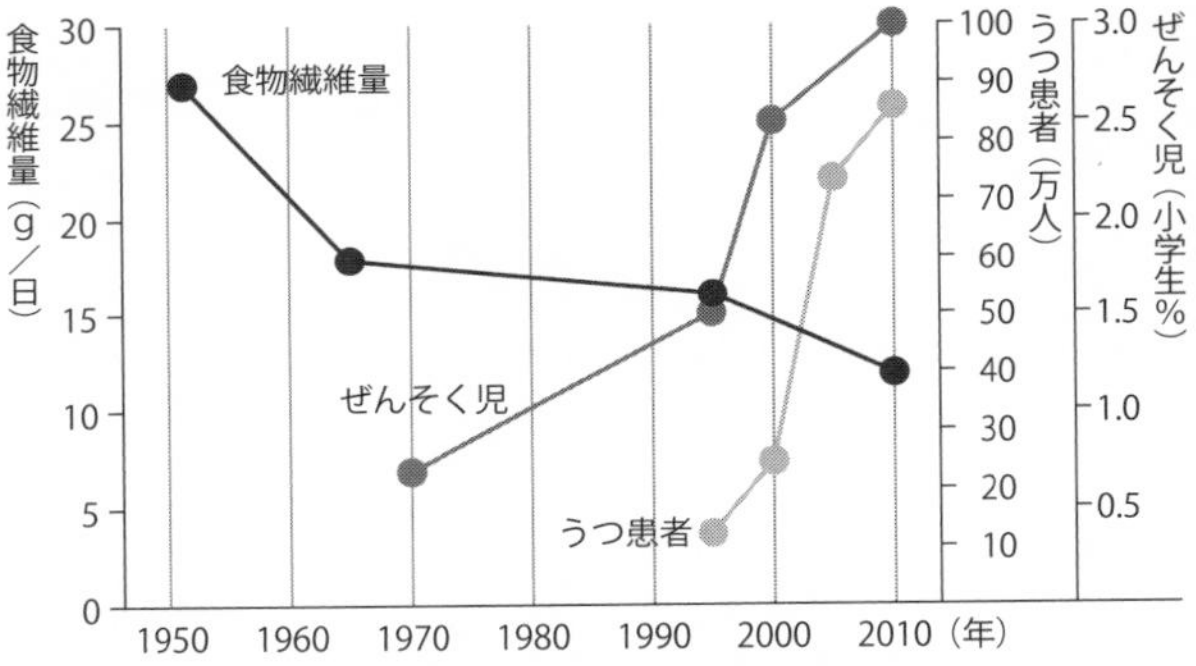

出典：『免疫力をアップする科学　新装版』SBクリエイティブ、2018

環境を整えるために、善玉細菌のエサとなる食物繊維が豊富な果物や野菜の摂取が必要です。しかし、戦後間もない頃より肉中心とパン・牛乳の生活スタイルのために、繊維食が半減しました。その戦後50年頃よりうつ病や喘息児が急増しています。

腸もれがうつ病発症に関与していると考えられるのですが、脳と腸をつなぐパイプは迷走神経です。そして、この神経を刺激することがうつ病の治療法の一つになっています。簡単には深呼吸とか口に冷水を含む、冷たいタオルで目や額を3分間浸す方法が迷走神経の刺激になります。

〈更年期障害〉

更年期になると多くの人が、仕事に集中できないとか、よく眠れないといった体の不調を訴え始めます。年齢のせいにしてしまいがちですが、最近では「性ホルモン不足」によるところも大きいといわれているのです。

男性の場合は60歳前後で男性ホルモン「テストステロン」が、女性は50～60歳で女性ホルモンの「エストラジオール」が急減することが、さまざまな不調の要因とされています。

ホルモンは、脳の視床下部と呼ばれる場所から分泌され、過不足がないようコントロールするのも視床下部で行われています。性ホルモンの場合、視床下部から下垂体へまず命令がくだり、下垂体から性腺刺激ホルモンが分泌されます。それが指令となって生殖器から性ホルモンが分泌されます。

ホルモンの分泌は、加齢により、生殖器機能が衰えて分泌量が減ってきます。それに加え、腸もれにより脳が慢性炎症を起こしていると、ホルモン分泌のバランスがさらに崩れやすくなることが考えられます。つまり、同じように更年期を迎えても、腸もれがある人とない人とでは、ある人の方が更年期障害の症状が出やすく、また重くなりやすいといえるのです。

このように腸もれにより引き起こされると考えられる疾患は多岐にわたります。

私たちは、ある臓器や組織に異常が生じ病気になったり不調をきたしたりすると、「その臓器や組織の中で何が起こっているのか」にばかり目がいきがちです。

例えばアルツハイマー病は、脳神経が線維化し萎縮する「脳の」病気ですし、アレルギー性皮膚炎は「皮膚の」病気、関節リウマチは「関節の」病気、といったふうにです。

こうしてみると、それぞれの病気はあたかもまったく別もの、違ったメカニズムで起こっていると考えられがちです。

しかし、そのような考え方は近い将来、過去のものになるかもしれません。慢性疾患や慢性的な不調が「炎症」という一つの現象で語られるようになれば、どこの病気であっても、「炎症を取り除く」というたった一つのアプローチで解決が可能だからです。

そして、腸を炎症の源、火種とする「腸もれ」は、今最も注目されている現象の一つといえるでしょう。

お腹の調子でわかる「腸もれのサイン」

次のようなお腹の不調が出たら、腸もれが疑われます。ただし、これらは食べ過ぎや飲み過ぎ、食べ物にあたった時、ストレスなど、腸もれ以外でも起こり得ます。これらに加え、慢性的に症状がある場合に、より腸もれの疑いが強まるといえるでしょう。

〈チェック項目〉

□便やガスが臭い
□便秘や下痢など便通のトラブルが多い
□排便時、いきまないと出ない
□排便後も便が残っているような気がする
□お腹が張ったり、ゴロゴロと音がしたりする

思い当たる項目が多いほど、腸もれの可能性が高いといえます。お腹の症状に加え、慢

性疾患や慢性的な不調が一つでもあれば、それは腸もれが原因で起こっていることが疑われます。

第2章

「腸もれ」はなぜ起こるのか

まず知っておきたい腸の役割とは

「腸活」「腸トレ」「腸ケア」……ここ数年、テレビや雑誌、インターネットなどで、こうした整腸法をあらわす造語を、頻繁に見かけるようになりました。冷え対策や美肌といった比較的身近なものから、メタボ、アレルギー、がんに至るまで、腸は全身の健康のカギを握る臓器であるということが、今、盛んにいわれています。

なぜ、今、腸がこれほどまでに注目されているのでしょうか。健康のカギとして腸を整えようという動きは、急に降って湧いたようなブームではなく、昔から、便秘が肥満や肌荒れ、イライラのもとなど、健康にさまざまな悪影響をもたらすことはよくいわれていました。

ではいったい、腸はどんな点で、健康の要となる臓器であるといわれているのでしょうか。

まず、基本的な腸の知識をご説明します。

食べ物の通り道である人の消化器官は、全長約8~9mあり、そのうち胃と食道で0・5mあり、小腸は約6mです。大腸の長さは約1・5mで、太さは小腸の約2倍あります。胃と小腸の間は幽門筋で、小腸と大腸の間は回盲弁で、それぞれ関所のように区切られています。小腸は栄養吸収の要ですがその特徴は、食事から摂取する2ℓの水分や、その他唾液・胃液・すい液の水分など、合計約9ℓの水が流れる洪水状態であることです。しかし、そのうち8ℓは吸収され、大腸には1ℓが送られ1~2日掛けて吸収されます。便には0・15ℓ含まれる程度です。そして、小腸は腸内細菌が棲める状態ではなく大腸側の回腸付近で、わずか大腸の40分の1程度の腸内細菌が棲んでいます。小腸の上皮は単層円柱上皮からなり、二つの細胞が見られます。一つは栄養を吸収する吸収上皮で、もう一つは生体防衛として粘液を分泌する胚細胞です。

杯細胞は盃状で、粘液を分泌し、ためるだけでなく、細菌への防御機能や抗原提示をしています。

腸管の内側は、輪状の「ヒダ」が肉眼的に見えます。さらに、ヒダを顕微鏡で見ると毛のような突起の「絨毛」があって、これが腸管の表面積を増やし、吸収を容易にしています。さらに、その絨毛を電子顕微鏡で見ると、「微絨毛（柔突起）」があります。物質の交換のシグナル機能をしています。

腸の働きでよく知られているものには三つあります。一つ目は食べ物を消化吸収すること。これは小腸で行われます。二つ目は消化吸収したあとに残る不要物を体外に排出する準備をすること。すなわち便をつくることです。これは主に大腸の役目です。そして、できた便を外へ出すのは直腸が担当します。これが腸の三つ目の働きです。

ところが実は、腸の働きはこれだけではないのです。

一般にはまだあまり知られていないものの、健康を決定づけるといっても良い、最も重要な腸の働きの一つが「免疫」です。

免疫という言葉自体は、「免疫力を上げて風邪を予防」とか「がんには免疫力を高めると良い」など、見聞きする機会が多いのではと思います。漠然と、免疫力＝病気に対する抵抗力、ととらえている人も少なくないでしょう。しかしいざ、免疫とは何か？と聞かれると、多くの人は答えに詰まってしまうのではないでしょうか。

そもそも免疫とは、病原菌やウイルスなどの、病気のもととなる外敵から身を守るために、人間にもともと備わっている仕組みを指します。

食べ物の通り道である人の消化器官は、口から肛門に至るまで1本の管になっています。つまり、腸は、外気に触れている皮膚と同じく、細菌やウイルスといった〝異物〟に、常にさらされていると考えることができます。

異物をそうやすやすと体内に入れてしまうわけにはいきません。そのため、腸にも病原体に対する防御システム、つまり、免疫システムが厳重にはりめぐらされています。

堅い守りの「腸管免疫」

さて、体を外敵から守る免疫システムは、免疫細胞と呼ばれるさまざまな細胞からなり（【注1】）、皮膚や粘膜、白血球など、体中にネットワークをつくっています。中でも最も守りが堅いのが腸であり、免疫細胞の実に約7割が腸に集中しています。これを「腸管免疫」と呼んでいます。

病原菌やウイルスの多くは、呼吸や食べ物とともに口から体内に入ってきます。多くは胃で、胃酸などの消化液により殺菌されるものの、中には生き残って腸にまで達するものもあります。腸には体に有益な栄養も入ってくる一方、pH1～2の強酸性の胃酸にも耐えて生き残った細菌やウイルス、その他の有害物質も送られてきます。

もしこのような有害物質が、腸から体内へすんなり吸収されてしまったら大変です。腸はそれを阻止する「砦」にならなくてはなりません。そのため、強固な免疫力でガードされているのです。

腸で多くの免疫の働きを担っているのが、小腸にある「パイエル板」という組織です（【注2】）。

パイエル板は全身の中でも腸だけがもつ特殊な免疫組織です。腸の内側は栄養分を吸収する絨毛でおおわれていますが、パイエル板はその絨毛の間に存在しているリンパ組織の集まりです。リンパ組織はさまざまな役割をもった免疫細胞から構成されています。

ここで、腸に入ってきた病原体をつかまえ、食虫植物が虫をとらえるが如く、無毒化するのです。

このように腸は、体を病気から遠ざけ健康を維持するための重要な活動をも担っています。いわば、体の中の治安を守る基地のような存在です。

そして、こうした強固な免疫システムがあります。しかし、もう一つ免疫力の維持向上に働いているのが、実は、膨大な数の腸内細菌であることは忘れてはいけません。

【注1】免疫細胞には、「自然免疫」と「獲得（適応）免疫」の二つがあります。前者は、最前線で防御をする白血球やマクロファージ、樹状細胞といった食細胞です。後者は、司令者のＴリンパ球と抗体を産生・記憶するＢリンパ球などです。

【注2】パイエル板は、腸管内腔から見ると、絨毛がない平坦な部位です。主に小腸の後半の回腸にあり、集合リンパ小節です。そこに散在するＭ細胞は細菌を取り込んで、基底膜まで輸送し、樹状細胞に渡します。そこで抗原提示すると、Ｔ細胞は活性化され、Ｂ細胞に指令を送ります。Ｂ細胞はＩｇＡ抗体を産生し、腸管腔内に分泌し、細菌を排泄します。

腸内細菌叢は「人体の中の社会」

腸、特に大腸の中には腸内細菌と呼ばれる多種多様、膨大な数の細菌が棲んでいます。細菌と聞くと体に有害なもの、といったネガティブなイメージをもたれがちですが、実は体に良い作用を及ぼすことが、たくさんあります。

そもそも人は細菌と「共生」しているといっても過言ではありません。
人の口腔、消化管、気道、皮膚、泌尿・生殖器などにはざっと約千種類、数百兆個にも及ぶ細菌が棲みついています。人間の細胞が37兆個（人の細胞の７割は赤血球）といわれていますから、いかに膨大かがわかります。

しかも、ただてんでんばらばらに棲んでいるのではなく、コミュニティを形成し、互いに働きかけあったり、人の細胞とやりとりをしたりしながら、私たちの生体の機能にさまざまな影響をもたらしています。さしずめ、われわれの社会にさまざまな人間がいて、それぞれ関わりをもちながら生活しているのと同じです。

腸には人体で最も大きなコミュニティがあり、専門的には「腸内細菌叢（腸内フローラ）」と呼ばれています。一般の人の中には、腸内細菌という名前の細菌があるものだと思っている人もいるようですが、それは誤りで、千種類以上もの菌の集まりを指しています。

１・５ｍの大腸には腸内細菌の４分の３が棲みついているといわれています。今、地球上で発見されている細菌群は28の種類（門）に分類されていますが、人の腸内にはたったの4門しか存在しません。たった4門しか常在しないということは、長い歴史を経て、人と共生するのに適した細菌のみが腸内細菌として生き残ってきたためと考えられます。

腸内細菌叢は生体と共生することにより、主に次のような作用をもたらしていることがわかってきています。

1．エネルギー産生

炭水化物を発酵することにより、短鎖脂肪酸（酢酸塩、酪酸塩、プロピオン酸塩、乳酸塩など）が産生され、ほとんどがエネルギー源として利用されます。これについては第3章でも触れます。

2．腸管の蠕動運動のコントロール

詳細なメカニズムはわかっていないものの、腸管での栄養吸収がスムーズに行われるよう腸管の蠕動運動を適切にコントロールする作用をもつことがわかっています。

3．物質代謝の調整

腸内細菌はさまざまな酵素をはじめとした、生体の機能を調整する物質をつくり出します。その物質によって、胆汁酸やコレステロール、尿素、アンモニアなどの代謝が適切に行われるよう調整されます。

4．感染防御

腸内細菌叢は、体外から病原性をもつ微生物や毒素が侵入してきた際に、これを殺したり排除したりします。また、グリアジンによる腸の透過性の高まりから腸を守ります。また、腸以外の免疫システムを活性化させることも近年の研究でわかってきています。

5．セロトニン合成（前述）に関わる

腸内細菌の乱れが腸もれを増長する

腸がこうした働きを存分に発揮するには、腸自体が健康でなければなりません。では、腸自身の健康を決定づけるものは何でしょうか。

いうまでもありませんが、それは腸に棲んでいる細菌に左右されます。西部劇ではありませんが、悪党が多く住んでいれば治安は悪くなり、そうでなければ住みやすい街になるのと同じことです。

前述の通り、大腸には千種類、百兆個ともいわれる膨大な数の腸内細菌が棲んでいます。これらは人の健康に有用な「善玉菌」、健康に害を及ぼす「悪玉菌」、普段は益にも害にもならないが、どちらにも加勢する「日和見菌」の、3種類に分けられます。

善玉菌の代表的なものには乳酸菌類やビフィズス菌などが、悪玉菌の代表的なものには病原性大腸菌、黄色ブドウ球菌、ウェルシュ菌などがあります。日和見菌は中間菌とも呼ばれ、悪玉菌が増えると自らも健康に害を及ぼすよう作用します。代表的なものにバクテロイデス、大腸菌（無毒株）、連鎖球菌などがあります。

もれるだけでは症状は出ない

さて、腸から異物がもれるのだとしたらさぞ痛いのではないか、と思う人もいるかもしれません。例えば口内炎は箸でつついた程度の傷でも、食べ物や飲み物がしみてつらいものですし、胃潰瘍も、1㎝に満たないような小さな病変でも激痛が走るという人もいます。ましてて腸に穴があくなんて、相当な痛さと想像してしまうのも無理はありません。実は、腸もれとは滲出圧が亢進しているということです。

しかし、考え方によってはこれほど怖いこともありません。自覚症状がないといえば、高血糖や高血圧も該当します。どちらも健康診断などで「数値が高いですね」といわれても、「どこも悪くないし、特に変わったこともしていないし」とそのままにしてしまいがちでしょうが、みなさんにも、もしかしたら身に覚えがあるかもしれません。

しかし、どんどん進行していくと事態は深刻に。糖尿病は目や腎臓、あるいは神経症状といった重篤な合併症を引き起こしますし、糖尿病や肥満、高血圧は別名サイレントキラーとも呼ばれ、突然の脳卒中や心筋梗塞に襲われることもあるのは、すでによく知られています。

本人にとっては、自覚症状が出たのはつい最近だとしても、それより何年も前から体の中で火種がくすぶり炎症が続いていたのですから、症状が出てから治療を開始しても、すぐに治るものではありません。

腸もれは、「遅発性のアレルギー」とする仮説もあります。

アレルギーは、原因物質を体内に取り込んでから数分のうちに症状があらわれる「即時性」と、時間が経ってから症状があらわれる「遅発性」の大きく二つに分けられます。

アレルギーは、免疫の行き過ぎた攻撃で正常な組織までダメージを受けることで起こります。

繰り返しになりますが、腸からもれた有害物質は、免疫にとっては異物。排除するために戦う＝炎症が起こる、といえます。しかし、その反応が過敏過ぎると、周りの正常な組織も攻撃してしまいます。例えるなら、線香花火の火を消すために、消防車が出動するようなものです。ＣＯＶＩＤ－19で話題になっている免疫（サイトカイン）の暴走は、まさにこの状態です。

即時性でも遅発性でも基本は共通ですが、反応する免疫システム（抗体）の種類が違います。そして、即時性は急性の症状ですが、おさまるのも早いという特徴があります。一方で、遅発性ではだらだらと続き、しかも、原因物質がわかりにくいという特徴があります。体の中に入り込んでしばらく経ってから反応するので、それまでに触れたものや食べたものすべてが原因物質の候補となり、絞り込みにくいのです。まさに「何年も医者通いをしていても良くならない」不調には、腸もれが関わっている可能性があるのです。

免疫にもブレーキ役がいた！

　腸もれ・脳もれにしても、生体に異物が混入してくることによる不調の始まりです。異物を排除する免疫の働きで炎症が起こるからです。細胞からいろいろな反応物を放出します。特に、脂肪細胞からサイトカイン（cyto＝細胞＋kine＝作動因子）がホルモン様のたんぱく質を放出して、免疫・造血・成長・骨形成等々に関与します。しかし、生体にとって役に立つはずのこれらの物質が多量に出過ぎると免疫システムが暴走する「サイトカインストーム」が起こります。

　こうした免疫をむしろ抑える物質が、２００３年坂口志文博士により発見されました。胸腺で誕生したＴ（Thymus＝胸腺）細胞は、腸で訓練を受けて「制御性Ｔ細胞」となります。実は、Ｔ細胞には3種類あります。一つは、どのような異物かなどの情報を受け取る指令官（ヘルパーＴ細胞）です。二つ目は、異物にとりつき排除するキラーＴ細胞（殺し屋）です。最後は、炎症を抑える制御性Ｔ細胞です。これらが坂口博士が明らかにした細胞で、このＴ細胞をうまく増殖できれば、アレルギーや自己免疫疾患の治療薬として役に立ちます。そして今、問題のCOVID－19による「サイトカインストーム」を抑えることができるのです。逆に、がんの中には免疫を抑えて生き続けているのですから、制御性T細胞を活性化すれば生き続けさせてしまいます。

腸もれの最大の要因は、現代の食生活

なぜ、現代人は腸もれによる不調にあえぐことになったのでしょう。

それは長い歴史の中で「食」が変化してきたからであることに他なりません。

そもそも、私たちの祖先は、主に魚、トカゲ、カタツムリ、昆虫、小さなげっ歯類から根茎野菜、時に果実、ナッツ、獣肉を食べていました。

縄文時代の主要な食糧の調査があります。貝や魚、獣などたんぱく質や脂肪が主流を占めていましたが、ナッツ類など炭水化物の食物繊維がたっぷりの食事もとっていたので、血糖値も上げず、腸内細菌のエサも十分にありました。

ところが、1万年前に農耕が始まり、麦や豆（コメは5000年前）を栽培し蓄えて常

食とするようになったのです。同時に家畜も飼い始めました。ところが2300年前の弥生時代に入ると身長が180㎝から150㎝と小柄になり、虫歯や関節炎が多くなり、感染の流行が生じやすくなり、脳重も15％小さくなってしまいました。

これは、それまで脂肪主体だったエネルギー摂取が、炭水化物主体の「ブドウ糖系」に変わったからと考えられています。

腸もれはパン食中心がもたらした病気？

それではいったい、食べ物のどんな成分が腸壁の細胞を傷つけ、もれを起こしてしまうのでしょうか。

最も注目されるべきは、小麦粉をはじめ穀物や豆類、ナス科などの植物に多く含まれる「レクチン」です。

この名称ではあまりピンとこなくても、「グルテン」だったら聞いたことがあるという人は多いのではないでしょうか。グルテンはレクチンの一種なのです。

小麦粉といえば、炭水化物＝糖質じゃないの？と首をかしげる人もいるかもしれません。

［図４］グルテンによるリーキーガット誘発のメカニズム

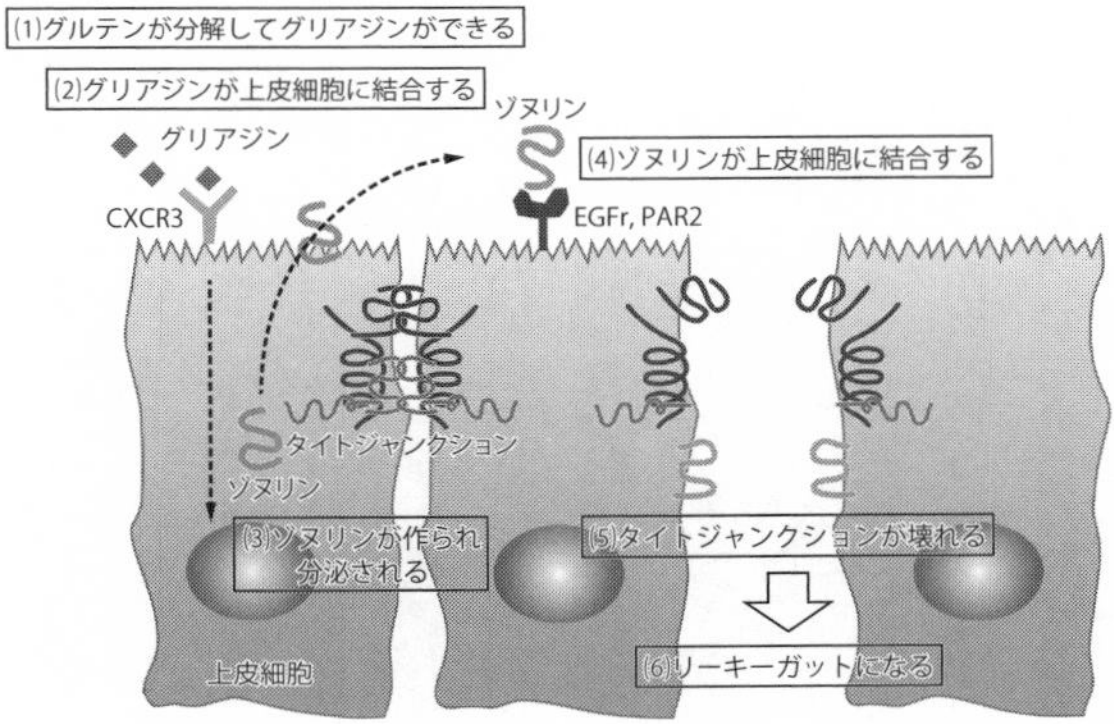

出典：自然免疫応用技術株式会社　https://www.macrophi.co.jp/lps/1-6.html

確かに小麦粉の7割前後は炭水化物が占めるのですが、たんぱく質も10％前後含まれています。その小麦のたんぱくがグルテンです。

腸は、栄養の吸収（輸送機構）と有害物質から守る（保護機構）という一見矛盾した課題の中で機能していますが、この扉を開くか閉じるかのメカニズムが解明しつつあります。

口から小麦たんぱく質グルテン（レプチンの一種）が摂取されます。グルテンの物質の一つである「グリアジン」が腸上皮細胞に結合します。すると、「ゾヌリンたんぱく質」が過剰に分泌されます。実は、この「ゾヌリン」こそが腸壁の粘膜を傷つけ〝穴〟をあけてしまうということです。ゾヌリンは、さらに隣の上皮細胞に信号を送り、密着結合を破壊するのです。こうした物質には、アルコール、唐辛子、キトサン（カニやエビの殻に含まれる物質）、抗生物質、血糖などもあります。さらに、火傷・手術などの強いストレスによってもリーキーガットは起こります。

小麦を取り続けゾヌリンが生成されることで、タイトジャンクションが開放し続け、異物が血中に入り続けます。すると、免疫VS有害物質の戦いが長期化し、炎症が慢性的になります。そして、大事なことは、食物繊維をとったバランスの整った腸内では腸内細菌がしっかり生息して腸の粘膜の形成を助け、ゾヌリンによる刺激から腸を守り、細胞のゆるみの修復を助けてくれることです。ですから、長期に抗生物質の服用や肉食が多くなったり、食物繊維が少ない状態が続くと、腸内細菌の悪玉菌がはびこった中で、グルテンに含まれるグリアジンが、「ゾヌリン」を活性化してしまいます。小麦粉をまったくとらない食事はきついことです。そのためにも腸内環境を整える必要があるのです。食物繊維の他に発酵食品や乳酸菌・ビフィズス菌・酪酸などのサプリメントの助けもあります。

パン食の歴史が長い欧米ではすでに、グルテンが体にもたらす悪影響に対し警鐘を鳴らす書籍が出版されていたり、グルテンフリーの食事が体調管理にとりわけ敏感なアスリート中心に支持を集め、日本に先駆け広く認知されています。日本でも数年前から話題になってきました。

知らずにいると危険な小麦粉の害

このように小麦粉は、長く西欧諸国でとられていて、これまであまり問題にならなかったのに急に変わったのはなぜだろうと不審に思われることでしょう。その点は、歴史的背景があることを後述します。

小麦には、グルテンの他に不健康な点が指摘されています。

〈エクソルフィン〉

「パン中毒」などという言葉があります。毎日のようにパンを食べていると、食べないではいられなくなる依存性を指していますが、小麦粉製品全般にもいえることです。これを引き起こすもとになっているのがエクソルフィンと呼ばれる物質で、グルテンが体内で代謝される過程での中間産物として生まれます。低分子量たんぱく質のために容易に血中に紛れ込み、脳に到達し「小麦依存性」を生じ、軽い禁断症状になります。そのため、外因性モルヒネ様物質とも呼ばれます。

〈小麦胚芽凝集素（Wheat Germ Agglutinin：WGA）〉

レクチンは、特異的に糖と結合し、赤血球の凝集を誘導する性質をもつたんぱく質です。小麦の部位により栄養素の存在が異なります。大方を占める「胚乳」には、たんぱく質、ビタミン、脂質を含み、「外皮（15％）」は食物繊維に富みます。そして、「胚芽（2％）」ですが、栄養の宝石と呼ぶ人もいますが、この部位が最凶のレクチン（小麦胚芽凝集素）を含むという面があります。分子が小さく、酸や熱に強く、腸もれによる炎症を起こすのです。

そのため、単純に「全粒粉」や「発芽穀物」、「小麦胚芽」を全面的に容認はできない段階です。しかし、完全に中止するのではなく少量なら、むしろホルミシス効果も否定できません（【注3】）。

〈アミロペクチン〉

小麦粉の主成分の胚乳には、糖質の一種のアミロペクチンA（amylopectin A、デンプンの一種）が含まれています。消化・吸収されやすく、血糖値を急上昇させるとされています。

【注3】「毒を以て毒を制す」という言葉がありますが、低用量の毒はむしろ薬になるということです。少量の放射性元素ラドンを含んだ、三朝温泉や有馬温泉が有名です。また、宇宙から帰還した宇宙飛行士は、宇宙へ行く前より生体の指数が向上していることより、アポロ計画中に、トーマス・ラッキーが「放射線ホルミシス効果」を発表しました。ホルミシスとはギリシャ語で「刺激、興奮」の意味です。16世紀末にすでに、パラケルススは、「毒でないものは存在しない。その服用量こそが毒であるか、そうでないかを決めるのだ」といっているということです。生物に対して通常は有害な作用を示すものが、微量かつ、一時的であれば逆に良い作用を示す生理的刺激作用のことです。さらに「ミトコンドリアホルミシス（ミトホルミシス：Mitohormesis）」とは、ミ

［図５］ 添加物や人工甘味料も要因に

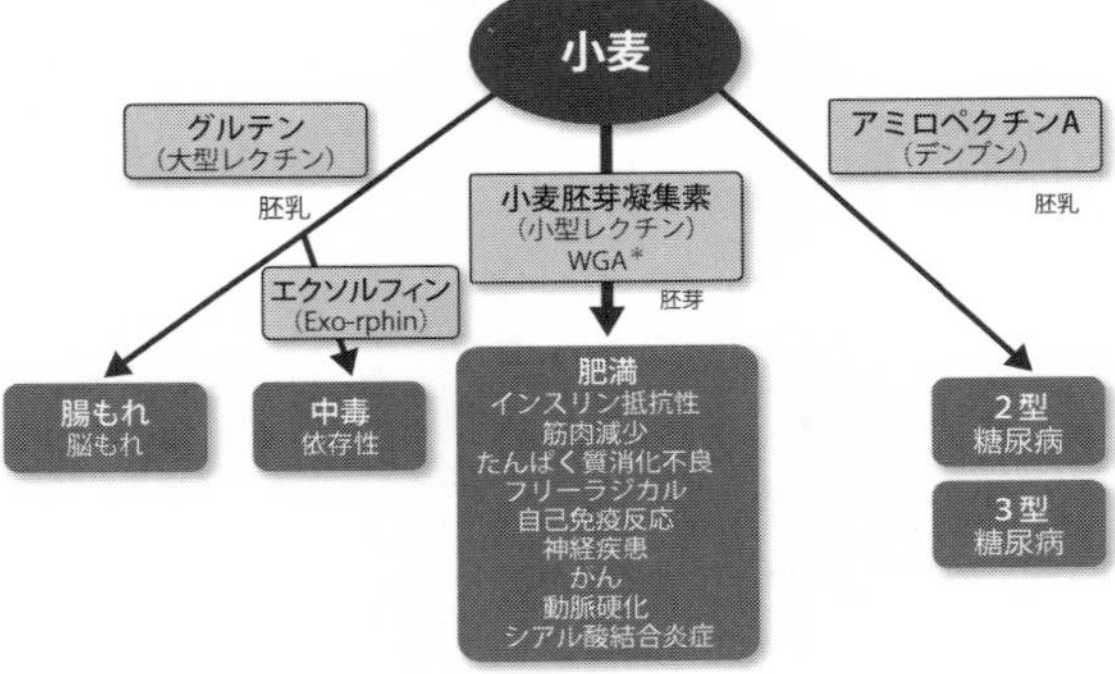

トコンドリアの中では常に活性酸素が生成されていますが、あたかも「抗酸化ワクチン」の如く、低いレベルだとむしろ体の防衛機能を促進しているということです。

添加物や、人工甘味料も要因に

加工食品に含まれている「保存料」や「殺菌剤（トリクロサン）」、「安定剤（ＢＨＴ）」などは、善玉菌を死滅させ、悪玉菌を増殖させます。

一例として、保存料に「ソルビン酸」があります。ハムやベーコンなどの加工肉をはじめ、ちくわやはんぺんといった練り製品、パン、おにぎり、惣菜などコンビニやスーパーで買える多くの調理済み食品に使われています。

このソルビン酸は、食中毒の原因になる菌の繁殖を抑える脂肪酸の一種です。一方、長期間過剰に摂取すると、腸内細菌の繁殖も抑えてしまい、腸内環境を悪化させてしまう可能性が指摘されています。

サッカリンやスクラロースといった人工甘味料も、腸内細菌のバランスを崩す可能性があると報告があります。具体的に人の健康にどのような影響が及ぶかはまだ明らかになっていないものの、こうした腸の変化が、腸もれの引き金になり得ることは想像に難くありません。

抗生物質や鎮痛剤の多用も危ない

1942年、世界初の抗生物質ペニシリンが実用化され、以来多くの肺炎や敗血症を治癒してきました。しかし、細菌を一網打尽に殺菌するため、1970年頃から耐性菌が出現し、10年後には市中に広まり死亡例も出ました。

今日、世界の抗生物質の8割が、家畜の動物に与えられているため、知らない間に人間がそれを摂取しており、そのために菌の交代現象が起きており、耐性菌が生まれやすい状況になっていると危惧されています。

米国の過去50年間で、過敏性大腸炎や潰瘍性大腸炎、ＳＩＢＯなどの腸機能疾患が40倍にも増加し、なんと死亡に占める慢性疾患が10年間で30％から90％と激増しています。その最大の原因が、抗生物質による腸内細菌の変化の可能性が高いと指摘されています。

（デイビッド・モントゴメリー他、片岡夏実訳、『土と内臓』、２０１６）

抗生物質と並び問題視されているのが鎮痛剤です。

１９７０年代に胃粘膜を傷つけるアスピリンに代わり、非ステロイド性抗炎症剤（ＮＳＡＩＤｓ）が多く使われるようになりました。しかし、ＮＳＡＩＤｓはアスピリンと同じく胃潰瘍を発症するのみならず、小腸や大腸の潰瘍をも誘発するのです。しかも、小腸潰瘍には抗潰瘍剤のＰＰＩ（プロトンポンプ阻害剤）は効かず、むしろ悪化させてしまうという問題があります。

胃・十二指腸潰瘍の抗潰瘍剤は、むしろ小腸においては逆にびらんや潰瘍を起こしやすくすることが明らかになりました。

胃酸は、１日に１・５ℓ程度分泌されますが、それが低下すると食物の殺菌が十分に行われず、細菌や真菌などが胃を通り過ぎて小腸に到達してしまいます。また、大腸で異常な菌増殖が起こると、今度は結腸から小腸に逆流してそのいずれもＳＩＢＯ（小腸内細菌異常増殖症）の原因となります。このように腸内の細菌が異常増殖すると、腸バリアが破壊されてレプチンや細菌のかけらのＬＰＳ（リポ多糖）が容易に血液中に入り込み各臓器に炎症を起こします（【注４】）。

抗潰瘍剤の一つにプロトンポンプ阻害剤があります。水素（プロトン）は胃酸分泌を促進するので、プロトンポンプ阻害剤は名前の通り、それを阻害して、十分に口から入ってきた細菌が死滅されません。

そして、本来、水素イオンは活性酸素を除去する作用があり、細胞内のエネルギー生成の場所であるミトコンドリアの活動性を高めます。ところがプロトンポンプ阻害剤により、それまでもが阻害されるために、有害物質が血液脳関門を通過しやすくなり、認知症、肺炎、下痢やうつ病、皮膚病、関節痛など、さまざまな症状を呈する可能性があります。

【注４】 ＬＰＳ（リポ多糖：Lipopolysaccharide）細菌由来の免疫ビタミンともいわれています。

土壌の細菌で、主に植物に含まれるグラム陰性菌で身近な菌です。自然免疫で活躍する腸管粘膜のマクロファージなどを活性化し、免疫力をアップします。ＬＰＳは、腸管内では無害ですが、リーキーガット状態で体内に入り込むと異物として炎症を誘発します。

世界の食文化の変遷が腸もれをつくりあげた

さきほど、日本人に慢性疾患や不調が増えている背景には食生活の欧米化があると述べましたが、世界全体で見ても、「食」が長い人類の歴史の中で変化してきたことが、病気の誘因となっていることを知るべきと考えます。

２０００年前に北欧乳牛はＡ２カゼインでした。ところが、Ａ１カゼインのホルスタイン種は大きく（肥満）、多くの乳を出すのが特徴です。しかし、この乳はレクチン（β―カソモルフィン）が多く炎症を促進するものでした。

５００年前、コロンブスがアメリカ大陸を発見するまでは、母国欧州にはなかったナス科（トマト、ジャガイモ）や豆科の大半（ピーナッツ、カシューナッツを含む）、ウリ科（カボチャなど）のレクチン群をもち帰ったために新しい病気が発生し始めます。

逆に、コロンブスにより15世紀にサトウキビの砂糖はアメリカ大陸へと伝わりました。高級品でしたが、19世紀には砂糖は一般に普及したため、一般人の食生活が「ケトン系」から「ブドウ糖系」への変換となってしまいました。

19世紀末には、小麦のロール式製粉機が導入されて完全に胚と芽が分離され、胚乳（デンプン）だけとなります。精白されてグリセミック指数（ＧＩ値）が高くなると同時に、グルテン含有の割合も高くなりました。

こうして、欧米人中心に食生活においてブドウ糖系が高まってきました。

さらに、第二次世界大戦で戦場を免れた米国本土は農業と酪農が栄えました。当時、アンモニアの化学肥料も開発されましたし、ボーローグ博士らの倒れにくい「矮性小麦」の大規模な品種改変がされ、小麦収穫の増量を極めます。そのうえ、遺伝子組み換え農作物においてもレクチンが豊富となりました。

実は、１９６０年代半ばから、肥満、自己免疫疾患、認知症が急増してきて、日本でも糖尿病は30年間で５・５倍に、潰瘍性大腸炎は８・５倍に罹患率が急上昇しています。

１型糖尿病は、小児だけでなく、４割は30歳以降に発病していることが報告されています。自己免疫として広く知られていますが、実は、腸内細菌において健康な細菌の乳酸菌とビフィズス菌、クロストリジウムの量が少ないことが示され、また、1型糖尿病の42％に、ゾヌリン値異常を認めました（ファサーノグループ・2006）。原因不明の本疾患に少しずつ解明の兆しが見えてきています。そして、まず小麦のグルテンと乳製品のカゼインは控えていきたいものです。

さらに、現代人は、糖質をとり過ぎなのです。糖質過多の食生活が、糖尿病はじめ肥満の罹患リスクを上げ、一方では腸を疲れさせて、腸もれを起こしやすい体にしてしまい、それによってまた生活習慣病が引き起こされるという、実にやっかいなフローが出来上がってしまっているのです。

アルツハイマー病やパーキンソン病においても忘れてはならないことは、多めの糖質をとらないことです。米国では、60歳以上の4割以上が高インスリン血症を有しているということです。インスリンが多く分泌されるために、それを分解する、インスリン分解酵素が多量に使われます。実は、この酵素はアミロイドを分解する酵素でもあるのです。ですから、インスリン分解に多くを使われるとアミロイドが分解されないで残り、アルツハイマー病を進行させるという説で、アルツハイマー病が「第三の糖尿病」といわれる所以でもあるのです。

［第3章］

「腸もれ」は「ケトン食」で治す

［図6］ 体の中での3大栄養素の変換

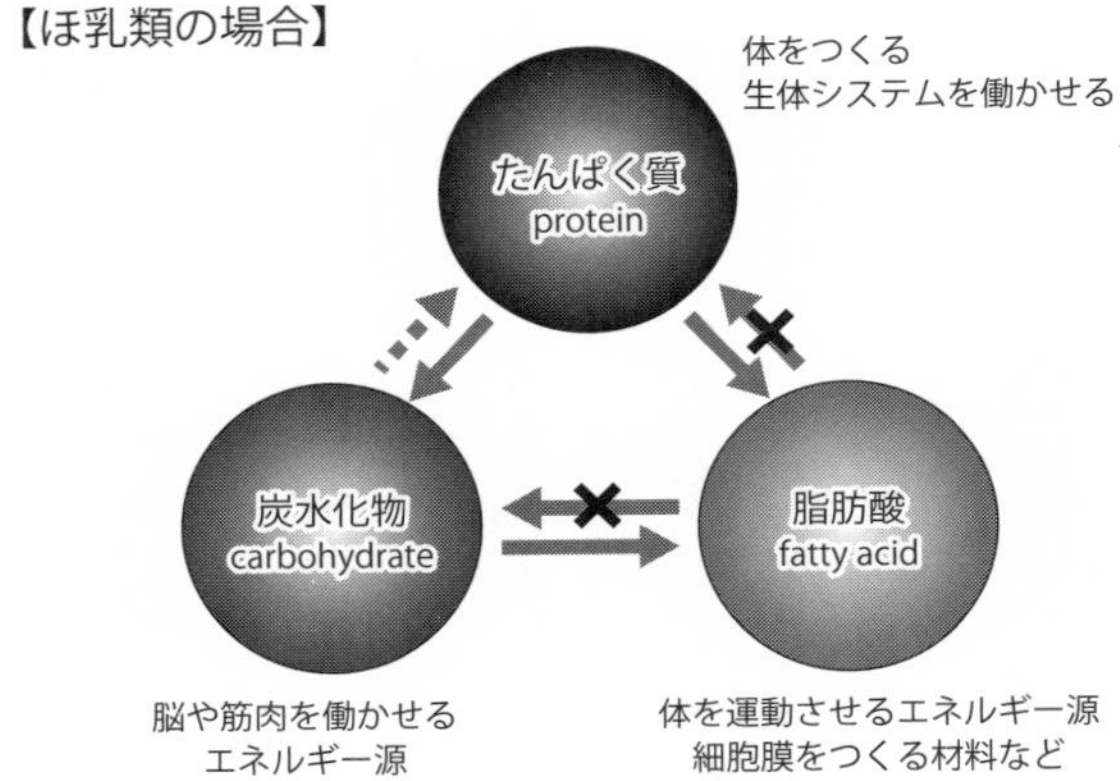

腸もれを起こさないエネルギー確保がカギ

3大栄養素は炭素と水素、酸素の三つの元素から成り立っていて、たんぱく質は窒素がついています。いずれもエネルギー源となり、生体をつくり上げている材料になっています。しかし、主たるエネルギー源となっているのは糖質と脂質です。特に脂質は、糖質のエネルギー貯蔵型としての働きを担っています。

口からとった食物は、食道から胃そして小腸を通して栄養が吸収されます。この間も細菌や毒物、異物を選別されながらたどり着きますが、さらに門脈から肝臓に運ばれ、解毒されます。それで辛うじて各臓器や組織に送られます。

肝臓に入る血液の7割は、小腸経由の門脈から栄養分を含んでいます。3割は肝動脈から酸素を含んだ血液です。

エネルギー源としてもう一つ別のルートがあります。大腸の腸内細菌によって産生される短鎖脂肪酸です。多くの酪酸と少量の酢酸が、大腸上皮細胞によってそのエネルギーは消費され、残りの短鎖脂肪酸の10分の1が肝経由して末梢組織でも使われます。

肝臓は、栄養分を「合成」「貯蔵」「解毒」をして全身の臓器や器官に備え、供給しています。この肝臓の中で、3大栄養素は分子レベルに分解されながら相互に糖新生とかβ－酸化などを通して関係をもちあっています。机上で口からの栄養素を計算しても内因性に合成されているのですから栄養過剰（Overfeeding）になる可能性を秘めています。

「乳酸」「糖新生」「ケトン体」と、「短鎖脂肪酸」

外からとる食べ物で大きい分子の炭水化物や脂肪、時にたんぱく質を単純な小さい分子に分解する際にエネルギーが放出されます。

こうした、３大栄養素から別角度からのエネルギーへのアプローチとなります。

まずは乳酸と糖新生についてお話しします。

〈乳酸〉

一般的に、筋肉痛などを起こす「疲労物質」として知られている乳酸ですが、実はエネルギー源として体の役に立っている、ということはまだあまり世間では知られていません。

乳酸は、ＴＣＡ回路の前段階でつくられる物質です。少し専門的になりますが、糖が分解されてできるグルコースから、ピルビン酸という物質がつくられ、そのピルビン酸から乳酸（Ｃ３Ｈ６Ｏ３）がつくられます。

この乳酸が、実はミトコンドリアに運び込まれ、エネルギーに変換されることがわかってきています。その時に「乳酸輸送担体（MCT）」という濃度に依存した〝運び屋〟があることが20世紀後半に発見され、それが好気性で働く筋肉の中に存在し、そこからミトコンドリアに移行されるという仕組みです。

酸素を好む意味をもつ好気性、逆は嫌気性で酸素を嫌うということですが、これらの言葉にピンとこなくても、「速筋、遅筋」という言葉は知っている、という人は多いのではないでしょうか。

「速筋」は短距離走やジャンプ、ウエイトトレーニングといった瞬発力を発揮する時に使う筋肉で、無酸素運動に適している筋肉です。一方、「遅筋」は水泳やマラソン、ウォーキングなどの、持久力がものをいう有酸素運動です。

このうち、酸素を使用し動く筋肉、すなわち「遅筋」では、乳酸がエネルギー源の一部になっていることがわかったのです。

一方、「速筋」には糖が分解されてつくられているグリコーゲンが蓄えられており、運動することでエネルギーが産生され、その代謝産物として「乳酸」がつくられます。その乳酸が、かたやエネルギー源として、遅筋線維や心筋に送られ、そこで使われているのです。いってみれば、乳酸が速筋と遅筋を行ったり来たりしていることになり、「乳酸シャトル」と名付けられています。

また、同じ一つの筋細胞の中でも、まず糖から乳酸ができて、それがその細胞にあるミトコンドリアに入って、エネルギーを生み出すために使われるということもいわれています。

いずれにしてもこれらのことから、乳酸は決して老廃物や疲労物質ではなく、立派なエネルギー源といえるのです。

乳酸はまた、糖が枯渇しＴＣＡ回路が十分機能しない時に、肝臓にてエネルギー産生の材料にもなり得ます。これを「糖新生」といいますが、次項でまとめて説明します。

〈糖新生〉

糖新生とは主に肝臓が担っているエネルギー産生の仕組みです。

飢餓の時や激しい運動でエネルギーの大きな需要がある時に、体内に貯蔵されているグリコーゲン以外からも糖質エネルギーを生成するのです。すなわち、糖質由来ではない材料を使ってグルコースというエネルギーのもとになる物質をつくるのは、肝臓がメインですが、腎臓や小腸でもつくられます。

糖新生は、材料の違いで、次の３つがあります。

①赤血球や筋肉内に存在する「乳酸やピルビン酸」から

②筋肉中の糖原性アミノ酸（アラニンなど）から

③脂肪細胞（中性脂肪）の加水分解による「グリセロール」から

例えば①の乳酸を例に取ると、筋肉や赤血球でグルコースから生成された乳酸は、血液から肝臓に運ばれ、肝臓でグルコースに変換され（糖新生）、再び血流にのって筋肉や赤血球などのエネルギーになります。これを「コリ回路」と呼んでいます。

コリ回路は、体内のグリコーゲンの貯蔵が枯渇しなくても乳酸からグルコースに戻す作用をしています。しかし、②のアミノ酸や③のグリセロールは、貯蓄が枯渇して初めて糖新生を開始するとされています。ただし、糖新生そのものにエネルギーが消費されます。

糖新生は基本的に、人が通常の生命活動を営んでいる時には必要とされません。体内の糖が不足した時に、発動します。

主には、血糖値の保持です。断食、飢餓、または激しい運動中で糖質の供給が不十分な時に、「血糖値」を保つために肝臓（一部腎皮質、小腸、すい臓）で糖新生が行われます。

また、糖がどうしても必要な組織は、ミトコンドリアがあまり存在しない赤血球、腎髄質、精巣、レンズ、角膜、さらに脳のある一定量などは、連続的なグルコース供給を必要としていますので、途切らせないように糖新生が行われます。

なお、糖質はエネルギー源以外にも、遺伝情報のＤＮＡのデオキシリボースやＲＮＡのリボースの構成成分でもあり、細胞膜やリポたんぱく質にも糖質が必要です。これらが糖新生でまかなわれる場合もあります。

そしてもう一つ、内因性エネルギーとして今とりわけ、世界で注目されているのが、本章の柱となる「ケトン体」です（【注1】）。

【注1】エネルギーの供給には、外因性エネルギー供給として経口摂取と経腸・経静脈栄養などがあります。一方、内因性エネルギー供給として、体内でＡＴＰ－ＣＰ（ＡＴＰ－ＰＣｒ：ホスファゲン）、乳酸、糖新生やケトン体などの名称でエネルギーが生成されています。

ケトン体とは何か

前項の糖新生は糖に関連したエネルギー供給源ですが、それに対しケトン体は、糖に代わるエネルギーというより、「糖質制限」の重要なエネルギー源として脂質からのエネルギーです。

ケトン体とは、固有の物質があるのではなく、肝臓内で脂肪の分解によりつくられるアセトン、アセト酢酸（ＡｃＡｃ）、β－ヒドロキシ酪酸（ＢＨＢ）の総称です。

「アセト酢酸（ＡｃＡｃ）」は、ケトン体として最初に生成され、アセトンとβ－ヒドロキシ酪酸の前駆体であり、〝親〟ケトン体と呼ばれ、しかも両方に変換できますが、一部は末梢組織のエネルギー源にもなります。

次に、「β－ヒドロキシ酪酸（ＢＨＢ）」は、ケトン体の中でいちばん安定し、働きもので律義です。肝臓以外の心臓・脳・骨格筋などの組織でエネルギー源として利用されます。「アセトン（acetone）」は、最もケトンの中で単純な構造で、甘酸っぱいリンゴのにおいが、起床時の呼気にあるようであれば、代謝機能が健全である証拠なのです（【注2】）。

【注2】甘酸っぱいアセトン臭では肥満型の糖尿病の方や急激に体重減少をきたす瘍やバセドウ病、断食などで見られます。アセトンはケトン体の一つです。糖質制限しケトン食を始めると健康な方もアセトン臭が出現し、ケトーシスの指標になります（のちほど詳しく説明します）。さらに、体臭には、魚臭いアミン臭やアンモニア臭があり、肝疾患・尿毒症が疑われます。睡眠時無呼吸症候群などには口臭があります。

少し難しい話になりますが、構造上、ケトン基（R–C{=O}–R'）は、構造式カルボニル基（RR'C=O）の官能基（反応基）をもつものであります。そして、カルボニル基の炭素の両方に「炭素水素基」が付いたものを「ケトン」と呼びます。ただ、β–ヒドロキシ酪酸にはケトン基をもちませんが、慣例的にはケトン体として呼ばれています。「糖質」を過剰にとると「脂肪」に変わるということはよく知られています。余分な糖質はエネルギーとして消費されず、そこから脂肪酸が合成され、体に蓄積されるのです。糖質が不足すると、今度はその脂肪酸が分解されるのですが、糖になるわけではなく、「ケトン体」という物質になるのです。

　ケトン体の生成は、飢餓や断食などでグルコースが途絶えた時に糖代謝の解糖系の終点であるピルビン酸が不足します。すると、オキサロ酢酸も不足してＴＣＡ回路が回りません。他方、脂肪酸は補酵素のアシルＣｏＡと結合してミトコンドリア内に取り込まれます。肝臓のミトコンドリア内でβ–酸化（炭素結合β位切断）が起こり、アセチルＣｏＡが増産します。そして、酵素によりケトン体の生成に回ります。前述したように、肝臓自身はケトン体のエネルギーを利用せず血中に放出して、脳や心臓、骨格筋などに取り込まれ、到達した細胞内のミトコンドリアに再び入りＴＣＡ回路でＡＴＰを生成します。

　ここで大事な点は、ケトン体は通常でも生成されていますが、糖質が不足している時にはケトン体が10倍以上に積極的に増加するということです。エネルギーが枯渇し生命が危機にさらされている緊急時だということです。しかし平常時にも、このエネルギー源は健康維持はもちろん、糖尿病や肥満、認知症等の予防や治療に使われます。

これまでは、ケトン体のエネルギーはあくまで「代替」、脇役であると見なされていましたが、近年、そもそも人本来のエネルギーの供給源であることが実証されてきています。ケトン体は１８８０年代に、尿中にそれを発見したドイツの研究者ケトンケルパーの名前にちなみ命名されました。当時ケトン体は、糖尿病に関連付け、有毒廃棄物と考えられていました。

１９２２年には、トロント大学でインスリンが発見され、治療法の発展につながりました。しかし、かたや「ケトン体」は、インスリンが低下している状態でブドウ糖をエネルギーにできなくて超高血糖になって、しかも脂肪からエネルギーを得ようとケトアシドーシスになり、ますますいまだに〝悪者〟扱いされるようになっています。１型糖尿病やインスリン療法を突然中断した時、著しい脱水などに高血糖とともに高ケトン血症をきたす場合があります。しかし、インスリンが正常に出ている普通の状態では糖尿病性ケトアシドーシス（高血糖、高ケトン血症、口渇、昏睡などの症状）は起こりませんが、このことを理解していない風潮の中で、逆転したのが、１９６７年、米国のケイヒル（George

F. Cahill Jr.）による発見です。それは、血糖値が低くなるとケトン体は増加し、脳もケトン体の3分の2のエネルギーを得ることができ、飢餓中でも人間が60～90日間も生き延びるということでした。この劇的な発見からケトン体が再認識されるようになりました。そして現在に至っています。

ここで、もしかしたら次のような疑問をもつ人がいるかもしれません。「脳は、ブドウ糖のみがエネルギー源になるのではなかったか。ケトン体は脳を働かせるエネルギーにならないのでは？」と。

確かに脳にとっての主たる栄養はブドウ糖ということになっています。しかし近年、脂肪酸も血液脳関門を通過し、脳細胞の脇役であるグリア細胞でケトン体に変換されたのちに神経細胞へ取り込まれ、エネルギーとして使われることがわかってきました。脳においても〝ハイブリッド型〟の供給の仕組みは健在なのです。

人の脳は長い歴史の中で発達し、それにともない脳におけるエネルギー消費も増えました。そのために、低酸素や低血糖に陥るリスクも高まってきたと考えられます。その際、脳を守るために、糖新生を利用した糖エネルギー補給に加え、奥の手としてグリア細胞で脂肪経由のケトン体を生成して神経細胞に運ぶ仕組みが生体内につくられたのではないかと考えられます。

また、胎盤や胎児におけるケトン体の濃度は成人の基準値より20～30倍も高い値を示しているなどを宗田哲男氏は『ケトン体が人類を救う』（２０１５）で述べています。

このケトン体を、糖に代わり、体内で積極活用するために推奨されているのが、「ケトン食」です。食事で糖質を減らし、脂肪を主たるエネルギー源にするための食事にする、というのがケトン食の概要です。

糖質のとり過ぎによる健康への悪影響を回避し、かつ、エネルギー不足に陥らないようにする、まさに「いいところどり」の食事法なのです。

コメなどの炭水化物（糖質）を中心とした食習慣が根づいている日本では、医療機関でもなかなか普及していないのが実情ですが、昨今はケトン食が世界的に注目されるようになってきたことを受け、２０１６年よりてんかん食として公的保険が適用されるようになり、治療の場でも徐々に広がりを見せています。

慢性疾患とケトン食の効果

ケトン食はグルテン（小麦粉など）やカゼイン（乳製品など）といった、腸もれ対策の他に、次のような健康への寄与が期待されています。

〈血糖値〉

糖質をとると血糖値が上がりますが、健康人では140㎎／dℓを目安に制御されています。しかし、肥満などで脂肪細胞から炎症性のサイトカインや「腸もれ」などの慢性炎症によりインスリンの細胞への感受性が低下し、インスリンの過剰分泌が続き、インスリン抵抗性になります。それを繰り返している間に、すい臓のランゲルハンス島の疲弊が生じて糖尿病になってしまうのです。これを防ぐ最も効果的な方法は、糖質を控えることです。

その点、ケトン食は糖質を極力とらずに脂質からエネルギーをつくることを目的とする食事ですから、インスリン抵抗性を抑えることが可能なのです。実際、ケトン食を摂取したマウスで、血糖値の改善並びに空腹時血糖値やインスリンレベルの低下が示されたという報告があります。ケトン食は、糖尿病に対する標準治療にはなっていませんが、潜在的には血糖値改善の方法として有望と考えられます。ただし、動物性脂肪食の注意点は別の意味で害がありますので、第3章の「油は選んでとる」で後述します。

なお、近年、糖尿病の薬である「メトホルミン」が脚光を浴びてきています。メトホルミンという薬は、発売60年の間、糖新生を抑制して空腹時血糖を下げる薬として広く使われてきました。しかし、その効果はSU（スルホニル尿素）薬に比べマイルドでした。ところが、このメトホルミン薬は、カロリー制限に似た効果を示します。細胞の発電所であるミトコンドリアの代謝を抑制し、ATPがつくられなくなり、エネルギーの低下を感知してAMPKが活性化します（【注3】）。

このエネルギーをもらい、再びミトコンドリアの機能を回復させ数も増やし、長寿遺伝子サーチェンの活性も高めます。さらに、脂肪を燃焼させ脂肪肝を減少させ、インスリン抵抗性を改善することもわかりました。

メトホルミンの服用により、すでに虚弱でリスクのあったグループでは、非服用者と比べて、認知症（４％）、心血管疾患（19％）、虚弱（24％）、がん（４％）、うつ病（16％）が減少しました（ワングラ、２０１７）。メトホルミンのがんは、特に肺がん、結腸がん、膵がん、乳がんでありました（Ｊ・Ｍ・キャンベル、２０１７）。

メトホルミンの投与量は、１日に５００㎎錠で４錠半まで認められています。しかし、この薬は腎排泄であるため、血清クレアチニンが男性１・３以上、女性１・２以上は禁忌とし、70歳以上ではクレアチニン値１・０以上は中止します。米国では大量投与で死亡例が数名出ています。逆に、少量（８５０㎎）でも血液細胞の若返りが認められた報告もあります。

【注３】ＡＭＰＫはＡＴＰより二つリン酸が少ないエネルギー化合物です。ＡＭＰＫの「Ｋ＝kinase」は、分子を転移する酵素の意です。低血糖とか虚血時にエネルギー量が低下した時、ミトコンドリアを活性化して補う機能があります。

〈動脈硬化〉

動脈硬化を進める要因として、血糖値の急上昇がよく知られています。前項で述べた通り、ケトン体がつくられるようになると血糖値の変動はなくなりますから、動脈硬化の予防に役立っていることがいえます。

さらに、ケトン体はそれまで体内にため込まれていた脂肪を燃焼させます。そうなれば内臓脂肪が減るので、一層のリスク低下が期待できます。

〈認知症〉

ケトン食は認知症の予防改善にもいいといわれています。

2016年、国立精神・神経医療研究センターから、中鎖脂肪酸（MCT）を含むケトン食を摂取することにより、認知症でない高齢者の認知機能が向上するという研究結果を報告し、科学誌「Psychopharmacology」に掲載されました。また、中鎖脂肪酸を摂取したアルツハイマー病の患者グループで記憶力低下の改善が見られたという研究もあります。

アルツハイマー病に冒された脳では、ブドウ糖がうまく使えなくなっていると考えられます。そこに、ブドウ糖以外のエネルギー源であるケトン体が届くことで、脳の機能が回復するというメカニズムが考えられます。また、ケトン体が活性酸素や炎症から神経細胞を保護してくれるという説もあります。

〈がん〉

がん細胞は、実は正常細胞の18倍も「糖」のエネルギーを必要とする細胞なのです。がん細胞はミトコンドリアの機能が不完全で、ケトン体をエネルギーに利用するほど成熟していないと考えられています。つまり、ケトン食に切り替えてケトン体を増やせば、がん細胞を〝兵糧攻め〟にすることが可能、ということです。このケトン体にビタミンDを補給することによりがん予防の他、認知症や難治性てんかんに効果がある報告があります（古川健司、『ビタミンDとケトン食』、2019）。

一方、インスリン様成長因子（IGF-1）は、インスリン構造に似ています。インスリンの作用は血糖を下げますが、IGF-1は細胞の成長を促す成長ホルモンに似ています。そしてIGF-1は、主に子どもの成長に必要なホルモンですが、大人ではがん増殖に関わりますし、がん自身がIGF-1を産生する報告もあります。IGF-1が促進する要因として、動物性食品の肉や乳製品、アルコール類がありますので、これらの過剰摂取は控えなければなりません。

〈過度な食欲の抑制〉

「レプチン」という言葉を聞いたことがあるでしょうか。肥満が気になり、ダイエットをしたことがある人ならよく知っているかもしれません。脂肪細胞から分泌され、脳の満腹中枢に作用して食欲を抑えるのです。

しかし高血糖の人では、インスリンの効きが悪くなっているために、レプチン抵抗性といってレプチンの働きも悪くなることがわかっています。

「ケトン食」にシフトすることで、糖質をとらなくなれば、甘いものやパン、コメといった糖質を多く含む食物への興味が弱まっていきます。このことがレプチン抵抗性を改善し、食欲の抑制を促し、正常化してくれるものと考えられます。異常な食欲もリセットされるというわけです。

〈精神面の安定・集中力を高める〉

頭脳労働で頭がぼーっとしてしまった時や、気分が不安定な時に、無性に甘いものが欲しくなる、といった経験はありませんか？　あめやチョコを口にすると頭が冴えるような気がしたり、元気が出たり、気持ちが落ちつき明るくなるのは、体が糖質に依存しているサインともいえます。

エネルギー源を糖質だけに頼っていると、体内のブドウ糖を使い切ってしまった時に〝ガス欠〟を起こしてしまい、無性にお腹が減って何か食べたくなったり、体がだるくなったり、集中力が低下したり、怒りっぽくなったりする、といった症状に襲われることがあります。

また、昼食後に異様に眠い、という人もいます。これも血糖値が急上昇したあとに急に下がる機能性低血糖によるものです。

これらは糖質を含むものを食べて血糖値が上がると改善されるのですが、裏を返せば、血糖値が乱高下しやすい体の状態をつくっていることに他ならず、血糖値に振り回されてしまっているといえます。

ケトン食に切り替えて、ケトン体を利用できるようになれば、眠気がなくなり、食後すぐ仕事モードに切り替えることができるようになるのです。

〈うつ〉

ケトン体は、β―ヒドロキシ酪酸（ＢＨＢ）やアセト酢酸、アセトンの総称であることはお話ししました。このうちβ―ヒドロキシ酪酸には、脳内の炎症を抑制し神経細胞を回復させることがわかってきました。

第1章でお話しした通り、慢性疾患＝慢性的な炎症であり、これをうつ病に当てはめれば、なんらかの炎症が脳に起こっている状態、といえます。ケトン食によりＢＨＢが増えることで、その炎症がおさまり、うつが改善に向かう可能性があるのです。

なおＢＨＢは血液脳関門を通り抜け、脳に到達することもわかっています。

動物実験ではすでに、ＢＨＢを投与することで抗うつ様の作用を示すことや、ストレス時に産生される炎症性物質を抑える作用があることが報告されています。今後の研究に期待がもたれます。

ケトン食の基本は「糖質制限と高脂肪」

ケトン食と一口でいっても、学会や専門家によって推奨されている内容には多少の差異があります。例えば肥満外来で提唱する大人向けのダイエット用のケトン食と、小児科で行っているてんかん食では、献立や指導法に違いが生じるのは誰でも想像がつくと思います。

私は長年の診療経験からと私自身、糖尿病の家系であることや、一時期抑うつに悩まされたことから、ケトン体を増やす食事を実践して、健康状態が良くなった経験の持ち主でもあります。

ケトン体を増やすためには、まず現在の体の主たるエネルギーとなっている糖の摂取を控えることが重要です。これができなければ、ケトン体はつくられようがありませんので必ず行わなければなりません。

糖質制限を始めてもすぐにケトン体が増えるわけではありません。個人差はありますが、体に蓄えられている糖やグリコーゲンの消費が進む2週間後位から増えてくる人が多いようです。

ケトン体は脂質由来のエネルギー源となりますが、どんな食生活が良いかを挙げてみます。

その一は、糖質を制限することです。例えば、これまでの茶碗1杯のご飯を半分にするなどです。

その二、糖質制限をした分のカロリーは脂肪で補うことです（例えば、大豆、ココナツオイル、えごま油など）。

その三、短鎖脂肪酸を得るには、腸内細菌の善玉菌にエサ（海藻・野菜・果物・ごぼう・こんにゃくなど）を与えることです。

その四、たんぱく質の過剰摂取は、アミノ酸の糖新生でブドウ糖に変換されますから、糖質制限の効果がなくなります。体内に糖質が多いとケトン体は生成しません。たんぱく質少なめが望ましいです。

ただし、一般の家庭でケトン食を行うにあたり、細かいカロリー計算や糖質の計量は困難であると思います。

そのため、あまり数字にはとらわれず、今までより意識して減らす、あるいは増やす、といったところから始めると良いでしょう。目に見えてご飯や甘いものが減り、食物繊維が増えれば、それだけでも体内の代謝に変化が起こり、ケトン体が増え糖質による害を減らすことが可能です。

なお、ケトン体が体内に多くなる状態を「ケトーシス（ketosis）」といいますが、前述したように「糖尿病性ケトアシドーシス（ketoacidosis）」と混同している人がたくさんいます。

「ケトーシス」は、炭水化物をおおむね1日50g以内に制限した時に、体がエネルギーを糖ではなく脂肪を燃焼することでつくり出す状態を指しています。糖質を制限すれば自然に起こる現象であり、病的ではありません。

この機能が安定するまでにはブドウ糖系とケトン体系の切り替わりが十分にできず、1週間〜1カ月程度掛かる場合があり、その間、一時的に意欲低下や疲労、頭痛があらわれる人もいます。しかし水分補給やマグネシウムなどの電解質補給、中鎖脂肪酸（ＭＣＴ）

の補給で容易に軽快します。

これに対し、「ケトアシドーシス」とは、高ケトン血症とも呼ばれ、1型糖尿病やインスリン療法の突然の中断、ペットボトル症候群（清涼飲料水ケトーシス）、脱水などにより高血糖（３００～５００㎎／dℓ以上）と高ケトン体血（15～30ｍＭ／ℓ）が生じるもので、ケトン体の血中濃度が急激に高くなるために血液pHが7・３以下と酸性に傾き、ショック状態となり命に関わります。具体的にはのどの渇き、頻尿、悪心・嘔吐、腹痛、呼吸困難、傾眠などが起こります。

控えるべき食材

われわれが、これまで主食としてきた白いパンや白米のご飯が、リーキーガットで慢性疾患を知らない間に発症させているとなると何をとっていけばと戸惑うことでしょう。

大前提として「糖質」を含む食材を控えるべきなのは、いうまでもありません。パン、クッキーなどのお菓子、うどん、パスタ、その他の小麦粉製品は、腸もれを起こすグルテンを含んでいますので極力食べないようにしましょう（ただし品種改変を起こしていない古代小麦はグルテン量が少なく、栽培している農家は日本でもあります）。

なお、人によっては玉ねぎやレンコン、ニンジンなどの根野菜も糖質が多いので食べない方が良い、という人がいますが、オリゴ糖などが豊富で善玉菌のエサとなり、便秘解消などにも働いたりする優れものです。

ペットボトルの清涼飲料水などで、「糖質ゼロ」と書かれているものがあっても、まったくのゼロというわけではありません。食品100gまたは飲料100㎖に含まれる糖質が0・5g未満であれば、健康増進法に基づく栄養表示基準制度のルールで「オフ」や「カット」、「低」を意味する言葉を付けて良いことになっているのです。

つまり、あるペットボトル飲料500㎖に糖質が含まれていても、2・5g未満であれば「糖質ゼロ」と記載しても良い、ということになりますので注意すべきです。

積極的にとりたい食品

一方、積極的にとりたい栄養素の筆頭に挙げられるのが「食物繊維」です。

日本では1万年前に農耕が始まり、その頃から穀物を食べ始めることになり糖質の摂取量が増えたと述べましたが、昔は今のような精製技術はありませんでしたから、白米ではなく玄米であり、食物繊維も多くとっていたと考えられます。

ところが現代の食生活では、そのうち食物繊維をすっかり削ぎ落とした姿で、糖質のデンプンだけをとるようになってしまいました。これは長い人類の歴史７００万年から見ると、つい最近のことといえるでしょう。

食物繊維とはそもそも、食物中、人の消化酵素では消化されない成分（難消化成分）を指します。かつては〔吸収されない＝人体には不要なもの〕、と考えられていましたが、食物繊維の摂取量が少ないと大腸がんの発生リスクが高くなることがわかってきてからは急速に関心が高まり、今ではビタミンやミネラルに次ぐ第六の栄養素と位置付けられています。

食物繊維には、血糖値の急上昇を抑える作用があることがよく知られています。今は「ベジファースト」なる言葉も生まれ、食事の最初にサラダなどの野菜を食べることが、糖尿病の食事指導でも行われています。糖が体に悪さをしないよう、私も積極的に食物繊維をとることを推奨します（ベジファーストとは、eating vegetables first の略）。

食物繊維はまた、腸内細菌の恰好の「エサ」となります。腸内細菌の中でも体に良い成分をつくり出す善玉菌が元気になり、腸壁も丈夫になるので、腸もれ予防にはとても良いのです。

ご存知の方も多いと思いますが、食物繊維には、水溶性と不溶性の2種類があります。特におすすめするのはこのうち水溶性の食物繊維です。海藻類や豆類、こんにゃくやニンジン、サトイモなどの根菜に含まれています。

水溶性食物繊維は、名前の通り水に溶け腸の中でゲル状になります。これを腸内細菌が取り込み、元気になって私たちの健康に恩恵をもたらす物質（特に短鎖脂肪酸といってケトン体と酷似）をたくさんつくってくれるのです。

一方、不溶性食物繊維（玄米やイモ類、きのこ類など）も腸内環境を整えるのに役立ちます。不溶性食物繊維はいわば「腸のお掃除役」。大便の量を増し、蠕動運動も活発にして、体にとって不要なものをスムーズに排出する助けになるのです。なお、納豆やごぼうには水溶性食物繊維も不溶性食物繊維も多いので一挙両得といえるでしょう。

腸に不要物がたまったままになっていると、それは腐敗しガスや有害物質をつくり出します。腸内環境が悪いと腸もれになりやすくなり、もしその時に腸もれが起こっていたら、そのような有害物質が腸から血液中に入り全身に行き渡り、なんらかの炎症を起こします。

患者数が多いがんの一つに「大腸がん」があります。これも腸内環境が悪いために、有害物質がたくさんつくられ、しかも体内に滞留することが要因の一つといわれており、不溶性食物繊維が不足していることのあらわれです。

短鎖脂肪酸で腸を強くする!

「脂肪酸」は、炭素の鎖の長さにより、短鎖脂肪酸、中鎖脂肪酸、長鎖脂肪酸の三つに分類されています。

短鎖脂肪酸は、腸内細菌の代謝産物として生成される特徴があります。主に、蠕動運動を促進し、粘膜免疫の立役者であるIgAを産生し、「予防」を目的とします。さらに、脂肪を消費し肥満を解消するなど最も安全な脂肪酸です。酢やバターにも豊富に含まれています。

中鎖脂肪酸（炭素数が6から12個までの脂肪酸）は、ココナツオイルや母乳に含まれています。小腸から門脈を経由し肝臓に入り、速やかに分解されエネルギーになります。高齢や糖尿病で糖代謝が障害された場合でも、中鎖脂肪酸は速くケトン体に変換されエネルギー源として、脳をはじめいろいろな器官で利用されます。近年、認知症治療に使われています。

長鎖脂肪酸（飽和脂肪酸と不飽和脂肪酸がある）には肉や卵、オリーブオイル、パーム油があります。小腸で吸収したあと、リンパ管や静脈を通って脂肪細胞や筋肉、肝臓に運ばれ二重結合が必要に応じて分解されます。化学的には安定した物質のため貯蔵に向いています。

この中で特に詳しくご紹介したいのが、短鎖脂肪酸です。

短鎖脂肪酸（炭素数6未満）とは、腸内細菌が食物繊維やオリゴ糖をエサとし、発酵させて産生する脂質の一種で、酪酸、プロピオン酸、酢酸など主に3種類の成分を指します。

この短鎖脂肪酸は、腸もれを改善に導く〝特効薬〟として今、注目されています。

この物質は腸の中で多くの働きをします。

第一に、短鎖脂肪酸は腸壁の細胞のエネルギー源になります。短鎖脂肪酸が少なくなるとエネルギー不足に陥り、細胞間の結合がゆるくなりゲートが壊れてしまう、すなわち「腸もれ」につながってしまいます。

グルテンからつくられるゾヌリンという物質が、腸壁の細胞間をゆるめて腸もれを起こすと第2章でお話ししました。それとは逆に、短鎖脂肪酸はゆるんだ細胞間の連結を強化し、隙間を防ぐよう働いてくれるのです。ゾヌリンが悪役、短鎖脂肪酸が正義の味方、ということですね。

短鎖脂肪酸には酪酸、プロピオン酸、酢酸などがあると前述しましたが、こうした腸もれを修復する役割を主に担っているのが、酪酸です。

酪酸は、腸内細菌の一種、酪酸菌（宮入菌：商品名・ミヤＢＭ）がつくり出す成分で、腸内における短鎖脂肪酸の中でも安定し、全身のエネルギー源となる代表格であり、私たちの健康維持に大きな役割を果たしてくれています。

酪酸菌は「長寿菌」とも呼ばれることもあります。長寿の方が多い地域で、元気な高齢者の腸内細菌を調べてみたところ、酪酸菌の検出が目立つことがわかりました。こうした最近の研究から、健康長寿と酪酸菌との関係も注目されています。

さらに酪酸には優れた抗炎症作用があります。ですから生成量が増えれば腸内で生じている炎症が抑えられますし、さらに血液にのって体の各所に運ばれればその部分で起こっている炎症も抑えてくれるのです。

このように、酪酸をはじめとする短鎖脂肪酸が腸もれに対する〝特効薬〟なのです。しかもこの〝特効薬〟は、病院や薬局で買うのではなく、私たちが日々口にする食べ物を原料に、腸がつくってくれる自然のものなのです。これを活用しない手はありません。

前置きが長くなりましたが、短鎖脂肪酸は腸内環境が良くなり、善玉菌が活発になるとたくさんつくられますので、腸に良い食事をすることがとても大事になってきます。

原料となるのは食物繊維やオリゴ糖です。これらは善玉菌の大好物であり、エサにすることによって腸内で短鎖脂肪酸の産生が進みます。

従って、食物繊維（イモ、野菜、玉ねぎ、納豆などの豆類、海藻、きのこ、アボカドなど果物）を積極的にとることをおすすめします。

オリゴ糖も同様に善玉菌のエサとなりますが、ケトン食では糖の摂取を原則としてすすめていませんので、スーパーなどで入手できるオリゴ糖そのものをとるのではなく、根菜などからとると良いでしょう。オリゴ糖を含む食品には、玉ねぎ、ごぼう、にんにく、アスパラガス、ブロッコリー、カリフラワー、アボカドなどがあります。

また、短鎖脂肪酸は腸内環境を弱酸性に保つことで状態を良くする働きもあります。アルカリ性に傾いてしまうと、悪玉菌が増え、環境が悪くなることがわかっています。

なお、近年、健康に良いと話題の食品に「発酵食品」があります。ご存知の通り味噌やしょうゆ、こうじなど、日本の伝統的な食品には多くの発酵食品があり、多くの菌が含まれています。大部分は胃腸での消化の過程で死菌となってしまうものの、腸内細菌のエサになったり、腸管免疫を刺激して活性化させ、腸に良い成分をたくさんつくり出す働きがわかっています。

短鎖脂肪酸を筆頭にいろいろな脂質がありますので、役立つものから有害なものまでを表に示しました。酪酸そのもののサプリメントとして、「Laxan（ラクサン）」などがあり

［図７］同じ脂肪でも違う！

食事性脂肪	供給源	価値と危険
短鎖脂肪酸	水溶性食物繊維（善玉菌）、酢、バター、海藻、らっきょう、納豆、アボカド（経口摂取）	蠕動、免疫、肥満解消
オメガ−3（多価不飽和）	えごま油、クルミ、魚	抗炎作用、血管拡張、細胞膜
オメガ−9（一価不飽和）	アボカド、菜種油、ナッツ類、オリーブ油	肝代謝 up 血栓予防
中鎖脂肪酸（MCT）	ココナツオイル（６割）、ヤシ油、母乳	ケトン体、 効率的なエネルギー
長鎖脂肪酸（飽和脂肪酸）	ココナツオイル（４割）、チキン、卵、牛肉、カニ、魚油、バター、チーズ、赤肉、パーム油	牧草の家畜（肉、ミルク）は栄養的に価値が高い。コレステロール仮説の崩壊。家族性高脂血症には注意。
オメガ−6（多価不飽和）	サラダ油、コーン油、レバー	炎症誘発、アレルギー、凝集
トランス脂肪酸（多価不飽和）	マーガリン、ショートニング、各種の揚げ物	NASH、アテローム形成

↑ 役立つ
↓ 有害

『果糖中毒　19億人が太り過ぎの世界はどのように生まれたのか？』
ダイヤモンド社、2018をもとに作成

ます。アルツハイマー病や糖尿病、がん予防、寿命延長を目的に利用する人が増えているようです。

油は選んでとる

これからは脂質こそ意識してとっていきたい栄養素です。ケトン食では、糖質に代わり脂質からケトン体をつくりエネルギーをつくり出すためです。脂質は、構成している脂肪酸の分子構造から分類されています。一つは、分子構造の長さの違いで短鎖・中鎖・長鎖脂肪酸と分けます。二つ目は、炭素の結合方法で二重結合が①ない飽和脂肪酸、②一つの一価

［図８］脂肪の分類

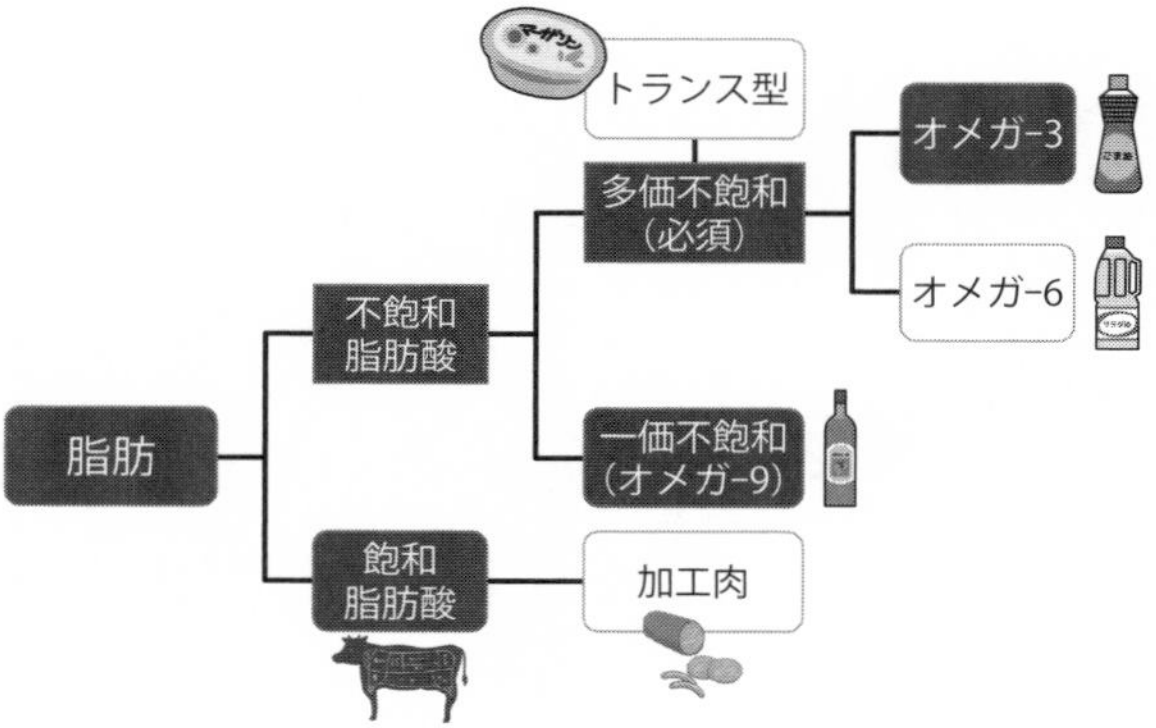

不飽和脂肪酸、③二つ以上の多価不飽和脂肪酸に分けられます。三つ目は多価脂肪酸の二重結合の位置が末端から3番目、6番目、9番目などで、オメガ3、オメガ6、オメガ9などと分け、その中で生体では合成されない必須脂肪酸（オメガ3と6）と非必須に分けられます。

さらに「脂質」の働きにより少なくとも特徴的な四つに分けます。一、脂質として体内の9割を占める「中性脂肪」です。体温の維持や内臓を保護しています。二、「遊離脂肪酸」は中性脂肪から分解されて消費エネルギーの半分を担っています。飢餓時には糖新生で糖になって働きます。三、「コレステロール」は、7割は肝臓でつくられますから、口からはあまり神経質にとる必要はないのです。細胞膜やホルモンの原料となる大事な成分です。四、「リン脂質」はコレステロールとともに生体膜をつくって、細胞間・細胞内の情報伝達に深く関与しています。

そして、あぶらの状態として、「油（常温で液体で主に植物由来）」と「脂（常温で個体で主に動物性）」があります。

私たちの体は37兆個に及ぶ細胞から成り立っていますが、コレステロールはその細胞一つひとつを包む細胞膜としてかかせません。適量の範囲で油をとることは、健康にとってとても重要なのです。

さて、「油」についてお話しします。一口に油といってもいろいろあります。中には極力避けた方が良い油（菜種やコーン、綿実などを原料とした油で、これらを混ぜたものがサラダ油）もあります。さらに、トランス脂肪酸（trans fatty acids）のマーガリンやショートニングは、植物性の油を原料に水素添加して固形化した、とってはならない加工油脂です。腸内層の直接の刺激でリーキーガットを引き起こします。欧米やアジアの一部で規制が掛かっていますが、日本では表示なしで市場で使用されています。パリッとした食感があるのが特徴で揚げ物、白パン、せんべい、スナック菓子、ドーナツなどに多く含まれています。

一方、積極的にチョイスしたい良質の油もあります。近年、人気のココナツオイルや、青魚の油（えごま油、しそ油、亜麻仁油）などです。

植物油の脂肪酸は、一般に常温では液体で、ほとんどが不飽和脂肪酸です。動物性にも不飽和脂肪酸はあり、青魚に多く含まれるＥＰＡ（エイコサペンタエン酸）やＤＨＡ（ドコサヘキサエン酸）がよく知られています。えごま油やアボカド、ナッツ類に含まれるオメガ3は、多価不飽和脂肪酸の一種です（【注4】）。

油の特性は、油の主成分となる脂肪酸の種類や並び方によって異なることをお話ししました。飽和脂肪酸を分子の長さによって分類すると「長鎖脂肪酸」、キャノーラ油、オリーブオイルやラードなどの一般的な油脂で、構造上、分子が長く連なっています。

それに対し、「中鎖脂肪酸」は長さが半分。ゆえに吸収が良く体内で速やかにエネルギーとして使われるという特徴があります。糖の摂取を控えていても、ＭＣＴをとっていればエネルギー不足を回避してくれるというわけです。ＭＣＴの他に、ごま油やココナツオイル、オキアミ油でも中鎖脂肪酸を摂取できます。

短鎖脂肪酸は前述しています。

【注４】炭素の二重結合の脂肪酸で、上述しましたが、その中で多価脂肪酸にオメガ３とオメガ６（リノール酸系）があります。オメガ３は炎症を抑える作用がありますが、リノール酸系は、炎症を促進する働きがあります。そこでリノール酸系の脂肪酸とオメガ３脂肪酸の摂取比率を《２対１》以下にすることが必要です。通常は、リノール酸はほとんどの商品に入っていますので不足することはありません。むしろ、積極的にオメガ３を摂取することに努めることです。リノール酸のサラダ油、キャノーラ油、オリーブオイルをやめて、えごま油やしそ油、亜麻仁油を基本の調理に使いましょう。えごま油などのオメガ３脂肪酸は酸化しやすくて加熱しては使えないと誤解が浸透しています。しかし、揚げ物でも高温の２００℃以上でなければ、体に害を及ぼすことにはならないのです。

動物性食を徹底排除して動脈硬化を防ぐ

なお、最新の栄養学の知見として、動物性食品をとらないようにすることが、動脈硬化を防ぎ、心筋梗塞等の心疾患リスクを下げるのに有用という説がありますので紹介します。エセルスティン博士著『血管をよみがえらせる食事』によると、心臓疾患の特に冠動脈病変に対しては、コレステロール値を１５０㎎／dℓ以下とし、ＬＤＬコレステロール値を80㎎／dℓ以下を目標にする「野菜、豆類、ナッツ、全穀類（総カロリー対50～57％）、果物」を主としたプラントベースの食事の「栄養摂取プログラム」を実行しました（【注５】）。

５年後に行った血管造影検査では、18名の患者のうち11名は悪化が見られず、さらにそのうち４名は改善していたといいます。

図９は44歳の男性の例です。左冠動脈前下行枝の下３分の１がかなり狭窄していました（左図）。彼は抗コレステロール剤は飲まず、「栄養摂取プログラム」を開始しました。その２年半後に血管造影をしたところ、コレステロール値とＬＤＬコレステロール値は正常でした（右図）。

［図９］血管造影写真（44歳男性）

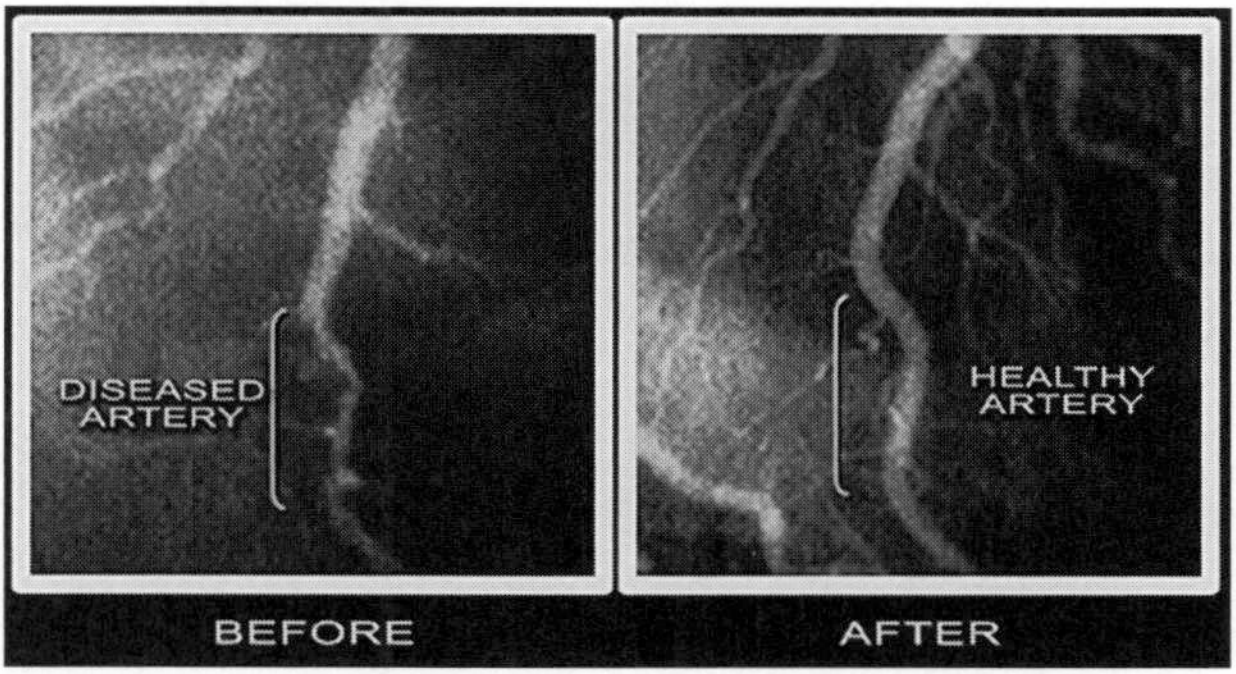

Before（1996年）：左冠動脈前下行枝の下３分の１がかなりの狭窄をきたしていました。
After（２年半後）：血管造影写真は正常でした。

出典：『フォークス・オーバー・ナイブズ　いのちを救う食卓革命』（DVD）、日本コロムビア株式会社、2012

他の治療は、低脂肪の乳製品と抗コレステロール剤（【注6】）だけでした。値も150㎎／dℓ以下であり、臨床的にもまったく進行していなかったそうです。

この「栄養摂取プログラム」の特徴は、油（【注7】）や乳製品、動物性脂肪を徹底的に禁じた「プラントベースの食事」であることです。

これまで、何十年もの間、血中コレステロール値が300㎎／dℓまではまったく問題ないというのが一般的な見解でしたが、この発表により、150

mg／dℓ以下を徹底させることや、総コレステロール値に代わって「non−HDLコレステロール値で１７０mg／dℓ以下を基準値とすること」が動脈硬化による血管の狭窄を予防・改善に導くとして注目されるようになっています（【注8】）。

【注5】日本人なら海藻・きのこ（たまご茸など）を追加することをおすすめします。

【注6】抗コレステロール剤で広く使用されているスタチン系剤は、「横紋筋融解症」の副作用があるため血中ＣＰＫを定期的に測る必要があります。長引くと筋力が極端に落ちてしまいます。

【注7】食用油において、避けるべき油として、サラダ油（菜種・大豆・コーン油など）とトランス脂肪酸（マーガリンやケーキ、マヨネーズ、せんべいなどに含まれている）。とり過ぎないようにする油は、ごま・米油、オリーブオイル。安全な油は、えごま油、ココナツオイル（ＭＣＴ）、バター、魚肉ソーセージ、ラードなどです。

【注8】ＬＤＬコレステロールと同様に中性脂肪も動脈硬化を促進することが、出版後に明らかになったと補足しています（翻訳の松田麻美子）。糖尿病では、１５０mg／dℓ以下、心筋梗塞症では１３０mg／dℓ以下を目指します。

エセルスティン博士によると、オメガ9（一価不飽和脂肪酸）のオリーブオイルは14〜17％は飽和脂肪酸であり、血管の内皮細胞を傷つけたり、一酸化窒素能力を損なったり、血糖値と中性脂肪値を上昇させるという欠点があるといっています。

さらに、オメガ３は、オメガ６とは相反する反応ですが、両方とも、必須脂肪酸です。オメガ３である「えごま油」や「亜麻仁油」は、炎症を抑える最も優れた油ですが、熱や光、空気で酸化して有害な「過酸化脂質」を生じやすいので料理の使用には、加熱をしないで調理済みの料理に混ぜる、かける、つけるなど、生のまま摂取するようにします。保管には直射日光に当てない工夫は必要です。その他、サプリメントの亜麻の種（２ｇ／日）やクルミ、ヘンプシードで補うことや、総合ビタミン剤やビタミンＤの摂取を健康増進としてすすめています。

ちなみに、その他の抗炎症食品としては、アボカドやリンゴ、葉野菜、魚があります。逆に、避けたい食品は、ポテトチップ・揚げかき餅などの揚げ物、炭酸水、精製した炭水化物、加工品などです。

日本人の脂肪摂取量は、すでにややとり過ぎている傾向にあります。しかも、その主成分は肉食品となっています。しかし、植物性食品でも十分な油はとれることを念頭に今後は心掛けてください。

食べるものだけでなく、食べ方も重要

ケトン体を増やすには、とる糖質の量を減らすとともに、糖が体内に吸収されにくいようにすることもポイントになります。それには、「食べ方」がカギになります。食べる順番や時間帯、調理の仕方などで糖の吸収スピードは左右され、血糖値の急上昇を抑えることも可能なのです。

また、調味料など一見、糖質制限やケトン体には関係がなさそうなものでも、選び方次第で糖質の量を減らし、また腸に良い作用をもたらします。この項ではそんな、健康づくりに役立つ食べ方のヒントをまとめました。

〈サラダは最初に食べて高血糖防止〉

食事は「ご飯とおかずを代わる代わる食べるように」と、学校や家庭で教えられたことがある人もいると思います。

これは、どちらかを先に全部食べて満腹になってしまい、他のものを残して栄養が偏る

のを防ぐための食べ方の工夫であり、成長期の子どもにはいいかもしれません。しかし、エネルギーや糖質のとり過ぎを防ぐという面では、食物繊維が豊富な野菜や海藻、きのこ類を、優先して食べる方が良いのです。

空腹時に、主食や甘いものを先に食べると血糖値が急上昇し、高血糖になりやすいのですが、先に野菜を食べると、血糖の上昇がゆるやかになるのです。

血糖値を急激に上昇させなければ、インスリンを必要以上に分泌させることがないので、肥満防止にもなりますし、将来的にすい臓を疲弊させ、インスリンが効きにくくなってしまうことを防ぐメリットがあります。実際外来の患者さんに野菜を先に摂取していただくことをアドバイスしたところ食後の血糖値が約20㎎／dℓも低下し、ヘモグロビンＡ１ｃ（ＨｂＡ１ｃ）が１・０％も低くなったのです。さきほどお伝えしたように野菜はそのままかスムージーで（ジュースではない）、食事の最初にとることです。小腸の吸収がゆっくりとなることと満腹感から食べ過ぎを防ぐ意味もあります。

さらに、緑黄色野菜や海藻類に多く含まれる食物繊維は、悪玉コレステロール（ＬＤＬ）を体外に排出してくれる働きもあるとされています。

これらのことから、野菜は食事の最初に食べることをおすすめします。高齢などでのどの通りが心配な場合は、最初の味噌汁などの汁物を少し口にしてから、野菜を食べると良いでしょう。

〈揚げ物や炒め物は、蒸すか煮物に〉

油を多く使う揚げ物や炒め物はカロリーが高いうえ、衣を使うことも多く糖質もたくさんとることになってしまいます。さらに、糖質+脂質は糖化といって、体の老化を進めてしまうたんぱく質の劣化を招くもとになります。

蒸し料理や煮物など、できるだけ過剰な油を控える調理方法を選ぶのが良いでしょう。

なお、肉料理の場合は肉の部位にも注意したいものです。ハンバーグやつくねといったひき肉料理は、肉の脂身の比率が高めなので、カロリーもその分高くなりがちです。動脈硬化が気になる人は特に、脂身の少ない部位や、魚を選ぶようにする方が賢明です。

〈ビネガーを上手に使おう〉

食物繊維をとるためにサラダをたっぷり、とはいっても、ドレッシングまでたくさんかけてしまうと、そこに含まれる油や糖分、また塩分の量が心配です。

そこで積極活用したいのがビネガーです。

食物繊維と同様、ビネガーも血糖値の急上昇を予防することがわかっているのです。主成分である「酢酸」にそのパワーが秘められています。

しかも酢は低カロリー。種類にもよりますが大さじ1杯で4～7㎉程度です。一方、シーザードレッシングやごまドレなど、外食の定番人気のドレッシングにはこの10倍位のカロリーがあるものも少なくありません。ですので、市販のドレッシングの代わりにビネガーを利用して、酸味の効いたフレッシュな味わいを楽しむようにしましょう。

少量の調味料で満足感を得るには、大きなボウルに野菜を入れてから調味料をかけ、からませるように野菜をよく混ぜましょう。そうすることで味が全体に行き渡りやすくなります。

ところで、酢には醸造酢と合成酢があることをご存知でしょうか。

醸造酢とは、酢酸菌という微生物の働きを利用してコメや麦・果物糖を発酵させてつくるものです。一方、合成酢は酢酸を水で薄めて人工甘味料や酸味料、化学調味料などの食品添加物を加えたものです。使うのであれば醸造酢がおすすめです。米酢や穀物酢、黒酢、バルサミコ酢などがこのカテゴリーに入ります。ただし、どんなに酢が良いといっても、直接飲んだりすると酸蝕症といって、酸で歯が溶けてしまう現象を引き起こすことがあります。直接飲むというよりはお食事のお供として、または調味料として利用することをおすすめします。

通常の酢は、鼻にツーンと刺激臭があり、胃を荒らしたりします。その点、飲料水としてたしなむには「もろみ酢」があります。泡盛の酒粕（もろみ）からつくられ、「酢酸」の代わりに「クエン酸」と「アミノ酸」が豊富に含まれています。

〈一口30～50回噛んで満腹中枢を騙す〉

空腹に任せて食べたいだけ食べ、かなりあとになってから「食べ過ぎた、お腹が苦しい」という思いをした経験はないでしょうか。一般的に、食事開始後20分程度経つと、脳の視床下部にある満腹中枢が血糖値の上昇を感知し、食欲がおさまっていきます。その時点でお腹一杯でなくても、もうそれ以上はあまり食べたくなくなってくるのです。

逆に、いわゆる早食いをすると、満腹中枢が働く前にたくさん食べてしまうので、カロリー量がオーバーしがちです。

つまり、摂取カロリー量を抑えるには、ゆっくり食べて満腹中枢を騙すことがポイントなのです。一口を少なめにしてよく噛むようにすれば、満腹感が得られやすくなり、無理なく食事の総量を減らせるでしょう。一口につき30~50回が目安です。その時、手から箸を離すことがコツかもしれません。

〈満腹と空腹〉

前述の満腹中枢に関連して詳述します。

食欲は、単なる欲望という心のことではなく、内分泌と神経を結ぶ脳の反応であることが明らかとなってきました。

その中枢は、脳の正中線で、目の奥に位置し、たった４ｇ程度の視床下部が満腹中枢です。食欲中枢の他に体温調節やストレス応答や睡眠覚醒など多様な自律神経機能を有する組織です。

食べるのを止めるのは満腹感ですが、この機能が障害されると食べ続けて、「肥満」が生じます。

そこで、食物を摂取するといろいろなホルモンが放出されます。主なものとして

一つに、胃腸管から迷走神経へ脳に伝えられ、同時にセロトニンなどの腸管ホルモンが放出されます。

二つに、すい臓からインスリンが出ます。

三つに、脂肪細胞から満腹ホルモン「レプチン」が出ます。

「レプチン（leptin）」は１９９４年にフリードマンによって発見された脂肪細胞から分泌される満腹ホルモンです。〝お腹がいっぱいです〟というシグナルを発します。レプチ

ンの他セロトニン、メラトニン、コレシストキニンなど同様の作用を有するホルモンがあります。人は少食や断食に耐えられるようにできているようです。

レプチンは、食べ始めて20分後に多く分泌されますので、よく噛んでゆっくり食事をすると満腹感が感じられ食べ過ぎを防ぐことができます。

一方、1999年に児島・寒川らが発見した「グレリン（ghrelin）」は、空腹（飢餓）ホルモンです。胃の中から分泌され〝お腹が空いた〟というシグナルを発します。当然、食事前に血中レベルが高くなり、食後に低下します。

しかし、肥満の方は、こうしたレプチンホルモンに抵抗性があり、過食状態になっている可能性があります。

そこで、幸せホルモンの「セロトニン」の前駆物質であるトリプトファンは、脳に取り込まれますので、これを増やすことで満腹感が得られやすくなります。豆類やナッツ、ワカメ、バナナなどで摂れます。

生活リズムが乱れ、満腹感が得られないと暴飲暴食になります。

レプチンやグレリンの薬も開発されつつありますが、まず生活改善が大切です。

ケトン体の測定法と目安値

ケトン体を医療機関で測定する場合、主に①尿②呼気③血液を調べる三つの方法があります。

【尿】

一般診療で使われている方法で、尿中のケトン値を調べます。血液検査と違い、針を刺す侵襲（体への負担）がないのが特徴です。

この検査法では、ケトン値の量を４段階のレベルであらわし、少ない順に（－）、（＋）、（2＋）、（3＋）といった判定となります。ただし体内の水分量によって測定値に誤差が出やすく、水分を多くとったあとに測ると低値になります。

そのため、水分量の影響が出にくい早朝に測定するのが望ましいとされます。

また、尿中のケトン値は血中のケトンレベルからは遅れてあらわれることや、降圧剤などの薬を服用していると高値になることなどから、他の検査法に比べ信頼性はやや劣るとされています。

【呼気】

この方法も尿検査と同じく侵襲がないのが長所です。呼気中に含まれるケトン体の一種、アセトンを測定し、そこからケトン値を推算するもので、精度は尿や血液検査に比べ低くなります。しかし簡単に測定できるので、ケトンメーターと呼ばれる一般向けのヘルスケア機器として販売されています。

【血液】

血中のケトン体の主成分である「β-ヒドロキシ酪酸」を迅速に測定します。しかし、指先を細い針で刺し血液を採取するなど侵襲があり、検査機本体が数万円に加え採取した血液をしみ込ませるチップも20枚6000円程度かかります。

ケトン体の目安値としては、医療機関で、2型糖尿病やがん、認知症、脳卒中、心筋梗塞、難治性てんかん治療を行うために指導している場合、3・0～5・0mmol／ℓ（※）の範囲を目安としています。

一般の方が腸もれ対策や健康維持のためにケトン食を実践する場合は、1・0～3・0mmol／ℓを最適値の目安にすると良いと思います。なお、まったく食事をとらない断食状態では5・0～8・0mmol／ℓ程度まで上昇します。

（※）……molは物質量の単位。物質をつくっている粒子が6・0×10^{23}個集まった時、粒子が1mol存在する、といいます。mmolは1molの1000分の1です。

ケトン食の実践例と朝食のスムージーづくり

ここで、私のクリニックで実際にケトン食を実践した患者さんのケースをご紹介します。

症例1　A子さん（40歳　女性　調理師）
10kg減量で便通が良くなり寝起きも爽快

Ａ子さんは30代の頃から月経不順にだるさ、めまいといった不定愁訴に悩まされており、精神的にも落ち込む日が多く、３年前に相談に来られました。身長１５７㎝に対し体重71kg、ＢＭＩ25・８でやや肥満で膝の痛みが30代後半ですでに出ていたのです。まず体重を減らしてみては、とアドバイスしました。体が軽くなれば膝の負担も減り、活動的になり、それとともに自律神経も整ってきて不定愁訴の軽減につながるのではと考えたのです。

その減量の方法として、糖質制限によるケトン食を提案しました。Ａ子さんはＨｂＡ１ｃこそ５・５で糖尿病状態ではないものの、慢性的な便秘にも悩まされており、お腹がいつも張っているような感じがあると訴えてきたためです。ケトン食により減量とともに、腸のコンディションが整うことを期待しました。

私のクリニックの管理栄養士の指導のもと、主食はお茶碗３分の１ほどの玄米または胚芽米にし、それまで好物だった甘いお菓子はいっさいやめ、果物やジュースも控えていただきました。脂肪については量の制限はしなかったものの、肉や揚げ物は控え、クルミやえごま油、青魚を意識して食べていただくことでオメガ3系の油をとるようにしました。A子さんの場合はお菓子を食べないようにしただけでも、含まれる油脂類（トランス脂肪酸など）の大幅カットになったと思います。

また、糖の吸収を抑えることと腸内環境の改善を目的に、野菜やひじきなどの食物繊維を毎食、納豆やヨーグルトといった発酵食品を1日1食は意識してとるようにしていただきました。

A子さんには運動指導も行いました。主にはスクワットで腹筋をはじめ下半身の筋力をつけ、便通を整える効果を期待しました。

このようにして1年間続けたところ、A子さんはなんと体重60・8kgと10kg以上もの減量に成功し、ＢＭＩは24・2と肥満の基準（ＢＭＩ25）を下回りました。

痩せたことで膝への負担が軽くなり、階段の上り下りの時につらかった膝痛がなくなりました。

また、便通が今まで2日に1回だったのが、順調に1日1回は排便があり、1日2回の日もあるとのことでした。腹部の張り感やガスがたまるといった症状もなくなったのです。そして、長年悩みの種だった不規則な月経のサイクルが整ってきたとのことです。

活力が出てきて、寝起きも良く、朝食がおいしく食べられるようになったとのことで、これらは腸内環境が改善されて消化機能や免疫力が向上したあらわれであると考えます。

なお、ケトンスキャンによるケトン値は5・3ppmで医療的な減量の治療をしている患者さんの中でもかなりの高値を示しました。なお、私のクリニックが調べた同年代女性の平均ケトンスキャン値は3・27ppmでした。

症例2　Bさん（60代　男性）
生きる気力がそがれるほどの不調
2カ月のケトン食で回復へ

Bさんは40代で2型の糖尿病と診断され、かつ関節リウマチも患っていました。病状は少しずつ悪化し、5年前には糖尿病の合併症のために右拇趾を切断せざるを得ず、またその2年後には化膿性骨髄炎を発症し、しばらく車椅子での生活を余儀なくされました。

1年前の時点でＨｂＡ１ｃは12・8と重度の糖尿病のためインスリン注射を開始しました。体全体の免疫力が弱っているためか血糖コントロールはあまり思わしくなく、体のあちらこちらが痛くなり、ふらつきや悪心、胃もたれなど一気に不調が出て、生きる気力もそがれると本人はつらそうに話していました。

これは、単に糖尿病のせいだけではなく、糖尿病による血管の炎症や免疫低下をともなう「腸もれ」を起こしていると判断し、糖質を厳格に制限したケトン食を続けるよう提案しました。

Ｂさんは認知症の母親と二人暮らしで、自炊はしないで、食事はもっぱらコンビニで調達していました。主食はおにぎり2個、から揚げや焼きとりなどを食べる、それがＢさんの毎食のメニューでした。

そこで入院治療している間、炭水化物が総カロリーに占める割合を44％と制限するとともに食物繊維や納豆などの発酵食品を取り入れたところ、1カ月後にはＨｂＡ１ｃが9・6

まで低下しました。退院後もBさんは糖質を控えるようになり、2カ月後にはHbA1c7・9、その後は6・2前後を推移するようになりました。ケトンスキャン値は3・9ppmと良好でした。

それとともに体調も回復し、車椅子が不要になり自力で歩けるようになったのです。原因不明の体の痛みやだるさも消えていき、とてもうれしいと話してくれました。

血糖値が改善され糖尿病の病状が安定してきたためもあると思いますが、腸が整い免疫力と幸せホルモン（セロトニン）が増えたとも考えられます。

なお、私自身もケトン食を実践しています。

1年前より、ご飯を30g/回×2回（昼・晩）に減らしています。一般のご飯量は110g/回×3回（朝・昼・晩）ですから、重量で8割減らしているといえます。そのご飯には、わかめなど少々に、オメガ3系のえごま油を小さじ1杯かけて食べます。

朝は主食を食べず、野菜と果物のスムージー（【注9】）とアーモンドミルクをコップ1杯、またはコーヒーに大さじ1のバターを入れて飲むのみにしています。これだけでも昼まで空腹を感じることはありません。

ケトン値は1年前、1ppmだったのが、この食事に変えて3カ月後には適正値とされる3・7ppmになりました。

自覚症状としては、まず便通に大きな変化があらわれました。毎日お通じがスムーズで、1日3回あることもしばしばです。体がすっきりと軽くなり、食事もおいしくなったと感じています。

それとともに心身面、特に心の面で良い手ごたえが得られました。というのも、それまで疲れやすかったり、朝、起きても疲れが取れていなかったりすることが多く、日中、イライラと怒りっぽくなっていたのですが、ケトン食を始めてからはそれらが嘘のようになくなったのです。

なにより精神的に安定して穏やかに過ごせるようになったのが私にとっては大きなメリットです。病院の立場上、対外的な交渉や院内スタッフとのコミュニケーションの機会が多いですが、円滑にできています。また、気持ちに余裕があり、リラックスしながら今、自分が取り組むべきことへの集中力を高めることもできるようになったと感じています。

なお、私の場合、熟睡感のある睡眠となりましたが、若干睡眠時間が短くなったように思います。一つ付け加えたいことは、寝る1〜2時間前に、10分間の入浴がとても睡眠導入と熟睡感につながった感じがします。

【注9】スムージーづくりは（2人分）、リンゴ半分、レモン半分、ニンジン半分を基本にミキサーに入れます。その他、小松菜、ブロッコリー、アボカド（脂肪分が高いため半分）、アーモンド、トマトに、「茅乃舎だし（かやのやだし）」1袋、味噌大さじ1杯、コップ1杯の水を入れます。

ビタミンD摂取とその他の食事法

糖質を制限し脂肪からのエネルギー生成を促すケトン食は、糖質、特に小麦粉過多による腸へのダメージを抑えるのに有効ですが、次に述べる栄養成分等も注目されています。

〈ビタミンDをしっかりとる〉

今から約3億6000万年前、海中の生物の一部が上陸しましたが、海水のように「ミ

[図 10] 年齢別の血中 25（OH）D値

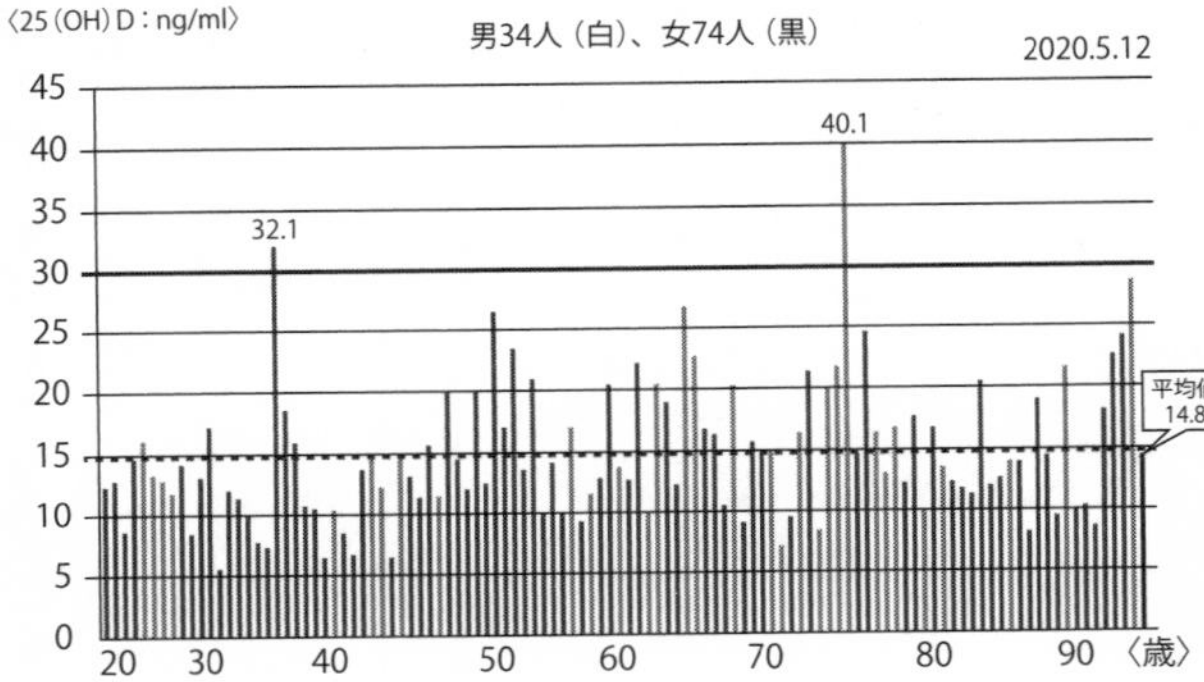

ネラル」の補給が十分ではないうえ、「重力」に耐えるために頑丈な骨格が必要となります。その骨格の主要成分であるカルシウムの吸収や骨形成を助けるのがビタミンDです。

ビタミンDは、日光の紫外線（B波）により皮膚表皮のコレステロールから生合成される有機物です。しかし現在、デスクワークが主となっていることや皮膚がんの恐怖心が行き過ぎたり、日焼け止めを多用していることなどから、日光を浴びる機会が激減しています。そのうえ、降圧剤の一部や制酸剤、コレステロールを下げる薬の服用なども加わりますとビタミンD不足・欠乏の原因になります。日本人のビタミンD不足が８割にも達しているといいます。私たちの病院の患者さんや職員１００名（平均年齢63歳）の血液検査においても平均値14・８ng／mℓでした。血中25（OH）D値濃度では、20未満は「欠乏」で、30未満は「不足」、至適値は40～80ng／mℓと定められていますから、８割の方が欠乏状態でした。日本全体でも同じ数字ですが、なんと、都心の動物園の動物までもビタミンD不足で、骨軟化や免疫低下が見られるそうです。

ビタミンDが低下すると、さまざまな疾患が起こります。例えば、血中の25（OH）ビタミンD値の「不足例」では骨粗鬆症や心筋梗塞の発症率が２倍近く上がり、「欠乏例」では大腸がんなどが75％も増加します。一方、至適値である40～80ng／mℓを保てば、がん死～全死亡率が明らかに減少するのです。

２０１７年には、英米の研究で、ビタミンDの投与において、インフルエンザ罹患率が半減した報告の他に、今、最も注目されている新型コロナ感染症（COVID―19）において、血中ビタミンD濃度と感染数と死亡数との負の相関が次々に報告されています。すなわち、血中ビタミンDが少ないと感染数・死亡数が増える関係です。ビタミンDの平均値が「不足」状態のスペイン・英国・イタリアなどは新型コロナでの死亡率が高いのです。

一方、北欧は血中ビタミンＤ濃度が高く新型コロナ死亡率が低いのです（満尾正、『医者が教える「最高の栄養」』、２０２０）。

先述した私たちの病院の１００名の被検者のうち約半数がビタミンＤのサンプル25㎍錠を３カ月服用し続けました。85％が「欠乏」から脱却していました。さすがに至適量に達したのは１人だけでした。

至適量を保つためには、週2回、朝か夕方に10～30分間、できれば半そで、短ズボンで手のひらをかざして屋外日光浴することでも良いのです。衣服着用やガラス越しでは効果が出ません。

食品としては、魚類（しらす干し、イワシなど）や、天日干しのしいたけにビタミンＤが多く含まれています。特に、鯖の水煮缶はおすすめです。私自身は、サプリメントでビタミンＤ25㎍／錠の服用をしています。１錠17円程度と低値です。

なお、ビタミンＤとともに現代人が不足するミネラルとしてマグネシウムがあります。マグネシウムは６００種の酵素に働き、ビタミンＤの代謝も補酵素としてマグネシウムに依存しています。ビタミンDをいくら補充してもマグネシウムが不足していると活性化しません。さらに、ビタミンK2（納豆など）やたんぱく質も併せてとるようにしましょう。マグネシウムの不足は、足がつる（こぶら返り）とか不整脈、片頭痛、便秘などさまざまな症状を呈します。干しエビ、海藻、玄米、クルミ・アーモンドなどに多く含まれています。マグネシウム入浴剤として使用するのも効果があります。

ビタミンDが太陽の紫外線を浴びて合成されることを述べましたが、太陽光が減少すると寒く、凍りついてきます。血液をはじめ細胞が凍らないために高血糖や高血圧になっているのです。自動車のエンジンを冷やすために糖の一種であるエチレングリコールを入れたラジエーターを搭載しているのは凍らないためです。血圧を上げることで、氷点をさらに下げることができるのです。逆に、高血糖とか高血圧になるということは、ビタミンDが不足していることを予報しています。また、引きこもりやうつ病、さらに動作が鈍くなるパーキンソン病や多発性硬化症など、いわゆる冬眠現象の一種として、低ビタミンDを暗示している可能性があります。太陽こそ生命の源であれば、ビタミンDの存在は計り知れません。

〈ケイ素をとって健康に〉

２０００年代初め、ハーバード大学をはじめとする英米の合同研究チームが、成人男女２８４６人の腰椎等の骨密度を測り、同時にケイ素の摂取量を調べたところ、ケイ素の摂取量の多いグループ（40㎎／日以上）が、少ないグループ（14㎎未満）より骨密度が１０％高いことが判明しました。

一方、カルシウムやマグネシウムなどの他の栄養素に関しては骨密度に有意な差はありませんでした。このことから、〝食事からのケイ素が骨密度に及ぼす影響は最も大きい〟と発表されたのです。

これは、ケイ素の人体へのはっきりした効果が明らかになった初めての研究として知られているものの、日本ではいまだケイ素の食品摂取基準に言及していません。

ケイ素はなんと27億年も前から、植物の起源であるシアノバクテリア（藍藻）が、エサにしていました。今では、ミトコンドリアを含めたあらゆる生物に存在しており、必要不可欠な物質であることが判明しています。

そして、地殻では「酸素」に次いで多い元素であり、しかもさびさせないことと油と水を乳化させる特徴があり、生命体の進化を可能たらしめたとされています。

しかし、体内では生成できず、毎日消費され、40歳で半減するといわれています。生体においてケイ素（Si）が減少すると、次のような健康リスクが高まるとされています。

①骨粗鬆症で骨折しやすくなる。爪の割れや縦線はケイ素不足を疑います。

②血管が脆くなり、血管壁のこぶ（プラーク）から脳梗塞や心筋梗塞が生じます。

③ミトコンドリアの老朽化やすい臓や腸の機能不全から活性酸素増加と免疫力低下によりリウマチなどの自己免疫疾患やがんが生じます。

④脳の松果体の機能低下による不眠や不安・パニック・うつ病、さらに脳機能低下からパーキンソン病・アルツハイマー病が生じます。

⑤ケイ素の排毒力（デトックス）低下により老廃物や水銀、ヒ素さらにセシウムやカドニウムが蓄積。これらが糖尿病やアレルギー疾患、自閉症などの病因となり得ます。

ケイ素含有量の多い食品は、穀物（玄米7㎎／茶碗1杯）や野菜、海藻、豆類です。これら食物繊維＝ケイ素であり、腸の善玉菌のエサでもあります。

また、日本神話の「因幡《イナバ》の白（素）兎」の蒲《ガマ》の穂や昔話の「桃太郎」の「黍《キビ》だんご」は豊富なケイ素を含んでいます。傷を治したりたんぱく質・ミネラルなどの栄養が豊富です。そして、断トツにケイ素を含んでいますから、骨や血管を丈夫にします。

〈飲料水も質にこだわる〉

がんや心臓病、認知症、糖尿病など種々の疾患の9割が活性酸素によるといわれています。この毒素に対抗する抗酸化物質として、体内ではＳＯＤ（スーパー・オキシド・ディスムターゼ）やカタラーゼなどの酵素が生成されます。しかし、40歳頃より生成が減少し、それにともない生活習慣病が増えています。

その活性酸素発生の誘因として、ハウスダストや花粉、ウイルスや細菌、化学物質、紫外線や放射線、ストレスなどがあります。そして、さらに「水道水」です。

水道水には殺菌のために塩素が含まれています。そのため酸化力が著しく高く、酸性雨の次にさびを生じやすいといわれています。

液体中の、酸化物質量と還元物質量の比をあらわすとされる酸化還元電位は、体液でマイナス２５０ｍＶに対し、水道水はプラス６００～９００ｍＶで、値が高いほど酸化状態であり、体をさびさせてしまいます。

つまり、塩素を含む水道水は、体をさびさせ健康に不利益を生じさせるということです。薬を水道水で服用すると、薬理効果が半減しますし、調理にしても、食材中のビタミン類が減少するといわれています。「沸かして飲んでいれば大丈夫では？」と疑問に思われる人もいるかもしれませんが、実は沸かすと塩素やトリハロメタンは（10分以上沸騰で）取り除けますが鉛やアルミニウムは除けません。

水素水は近年、ドラッグストアなどでペットボトル容器入りのものを入手できますし、水に溶かす粉末タイプもあります。生成器は、自宅の水道に取り付け、いつでも水素水が飲めるようにしたもので、水道水を電気分解し水素を含ませ水素水を生成します。生成器の多くは浄水作用も搭載され塩素を除去し、さらに抗菌作用も装備されています。

人の体は70%が水ですから、食べ物以上に気を使うべきなのです。良い水を飲むことで病気や老化を予防し、健康的な生活が送れることを考えれば決して高い投資ではないはずです。

水素水は1日、食事以外に1～2ℓは飲むようにすると良いでしょう。朝一番は口内細菌が最も繁殖しているので、水素水でうがいをするか、ココナツオイル大さじ1杯を口に含みぶくぶくとオイルプリングを10分間前後してから、コップ1杯分飲むことをおすすめします。

日中は、2時間ごとにコップ1杯飲むぐらい心掛けてください。特に、入浴前後に飲むことです。そして水はゆっくり飲むというのが基本です。

〈半日断食の効用〉

「朝食は野菜を軽くとるだけにして、ご飯やパンはとらないでください」というと「それでは仕事になりません」と、患者さんからよくいわれます。

しかし、前夜までに摂取したエネルギーは筋肉や肝臓にグリコーゲンとして蓄えられていますから、決してエネルギー切れとはなりません。

むしろ、午前中の「排泄の時間帯」に食べ物をあまり摂取すると、その消化吸収のためにエネルギー消費が優先されるため、腸からの排泄が不完全となってしまう恐れがあります。そうなると悪玉菌がはびこり、腸内環境が悪くなるもとになってしまいます。

「断食」は宗教においては修行の一つですが、近年、「空腹の効用」への研究が盛んです。

空腹の効用として、次のような事柄が報告されています。

①長寿遺伝子が活性化される。

②胃からグレリンという空腹ホルモンが分泌される（前述）。

③がんなど細胞内の「自食」作用が盛んになる。

　これらから、がん予防や免疫力増強の一方法として、断食が見直されているのです。とはいえ、それまで1日3食だった食生活を、いきなり変えるのも体に負荷が掛かる恐れがあります。そこで私は、「半日断食」をおすすめします。

　半日断食では、朝食として軽く野菜のスムージーをとり、昼と夜は通常どおりにします。朝食がとても軽くなるので、夜から翌日の昼にかけて、18時間程度は内臓を休ませることができます。加えて、朝の胃腸の活動を排泄に集中させることにより、老廃物を滞りなく外へ出し、解毒を促すのです。

［図 11］ 付録：体に良い食品・摂取を控えるべき食品

	体に良い食品	控えるべき食品
炭水化物	〈全穀粒〉 玄米〜糠、全粒粉パン、そば、雑穀	〈精製〉 白米、白パン、うどん、砂糖、デンプン・ジャガイモ（芽や緑皮）
脂肪	〈不飽和脂肪酸オメガ−3〉 えごま油、ココナツ、ごま油、ヘンプオイル、魚油、大豆油 〈中鎖飽和脂肪酸〉 ココナツオイル 〈長鎖飽和脂肪酸〉 バター	〈不飽和脂肪酸オメガ−6〉 サラダ油、菜種油、コーン油、パーム油、オリーブオイル 〈トランス型〉 マーガリン、ショートニング、クリーム 〈長鎖飽和脂肪酸〉 牛脂、チーズ、ラード
たんぱく質	〈植物性たんぱく質〉 穀物＋豆類、納豆、ナッツ、麻の実、ブロッコリー、アスパラガス、小魚	〈動物性たんぱく質〉 ベーコン、サラミ、獣肉、鶏肉、牛乳、卵、チーズ、大型の魚類
植物栄養素（野菜・果物）	ナッツ、果樹、種子、ベリー、リンゴ、梨、豆腐、大豆、カリフラワー、アブラナ科の野菜	〈加工品〉 例）果汁 100%ジュース

［第4章］

腸もれを改善するための生活術

便秘は快腸の大敵！

私は自身の経験や診療経験から、特に腸もれと関連の深いストレスの筆頭は便秘と考えます。

44年前に亡くなったエルビス・プレスリーの死亡原因が心臓発作でなく、実は便秘であったことを、後年、主治医が解剖をもとに報告しました。

晩年の彼はまた、過食症に陥り、ドーナツやハンバーガーなどいわゆるジャンクフード（ファストフード）を好んだことも知られています。そのため体重の増加が著しく、また睡眠剤を服用していたこともあり生体の自然なリズムが整わず、慢性の便秘に苦しんだのです。

食物繊維は大腸で腸内細菌により発酵されエネルギーやビタミンを生成しています。一方、腸管は免疫系としても働いています。つまり便秘により腸内環境が悪化しますので、免疫力も低下するというわけです。こうしたことから、便秘は万病のもとになるといわれているのです。

慢性的な便秘で悩んでいる人は多いのではないでしょうか。便秘を解消する法則を示しますので、実践してみてください。

法則1、毎食前に水を飲む

便秘には水分不足で便が硬くなり滞留してしまうタイプと、蠕動運動が鈍くて便がなかなか送り出されないタイプの大きく二つに分けられます。

前者は、積極的に水分をとることが解決策となります。食事をとることで胃腸の活動が盛んになり便意が起こりやすくなりますが、その時に水分が十分にないとなかなか出ないばかりか、腹痛を起こすもとにもなってしまいます。

基本的には朝は、睡眠中に水分補給をしていないために不足気味なので、コップ1～2杯飲むと良いでしょう。便秘気味の人は食間にも意識して水分をとるようにします。目安としては1日1～2ℓ程度となります。

水分を十分に摂取することは、便通の改善の他、のどを滑り良くする、食べ過ぎを防ぐといったメリットがあります。

なお、水が冷たいと胃腸への刺激になり、消化不良を起こす場合もあるので、常温か少し温かくして飲むことがすすめられます。

法則2、食物繊維をとる

食物繊維の重要性は第3章でも述べた通りです。腸内細菌のエサとなり、体に有用な短鎖脂肪酸が増え、腸内環境を良くするのに重要な役割を果たします。

昔に比べ日本人の食物繊維の摂取量は減っています。かつては穀物も未精製の玄米が多く、野菜やイモ類も多くとっていましたが、現代の食生活ではそうしたものが食卓に上る機会が減ったのが背景として挙げられます。

不溶性の食物繊維は便のかさを増して排出しやすくする働きがあります。便秘解消の目的であれば、水溶性：不溶性＝1：2位を心掛けると良いでしょう。

水溶性の食物繊維には、次のような食材が挙げられます。

【果物】リンゴ、キウイ、みかん、イチゴ、バナナ

【海藻】寒天、もずく、わかめ、昆布（閉経後は取り過ぎないよう）

【野菜】白菜、もやし、らっきょう

不溶性の食物繊維には、次のような食材が挙げられます。

【きのこ】きくらげ、干ししいたけ

【豆類】いんげん、あずき、きな粉、おから、納豆

【穀物・イモ類・野菜】こんにゃく、かんぴょう、切り干し大根、ごぼう、カボチャ、ブロッコリー

法則3、えごま油、ココナツオイル、ごぼう茶を食事や食間にとる

えごま油をはじめ、両オイルを、スプーン1杯を目安に、サラダや納豆、ご飯などにかけます。また、ごぼう茶は食物繊維が多いので食事と一緒にとることをおすすめします。

法則4、腸の働きを良くする

（1）トイレタイムをなるべく規則的に

朝、決まった時間にトイレへ行くことで、排便のリズムが整います。脳が「排泄の時間

だ」と認識し、便意をもよおすようになってくるのです。たとえ便意がなくても3分は座りましょう。出ないからと1時間トイレに入ったままというのも良くありません。

（2）毎日、20〜30分程度のウォーキング

ウォーキングなどの足腰を使った運動は、腹筋や腸腰筋といった、腸の周りにある筋肉が動き腸への良い刺激となります。また、自律神経が整い、鈍っている蠕動運動をスムーズにさせる効果も期待できます。

（3）睡眠を十分に取る

十分な睡眠が取れないと、自律神経が乱れやすくなり蠕動運動を鈍らせるもとになります。次項で詳しく述べますが、就眠1〜2時間前の入浴は効果抜群です。

質の良い睡眠が腸を整える

厚労省によると、日本人を対象にした調査で5人に1人が「睡眠で休養が取れていない」、「なんらかの不眠がある」と回答しているそうです。加齢とともに不眠は増加し、60歳以上では約3人に1人が睡眠問題で悩んでいるともいわれています。

よく、何時間寝ると健康に良いのでしょうか、と質問されることがありますが、そもそも睡眠時間には個人差があります。統計を取れば、日本人の睡眠時間は平均７時間程度といわれていますが、４時間程度でも平気な人もいれば、８時間以上は寝ないと翌日調子が出ない、という人もいてさまざまです。

不眠、という言葉から、時間が問題視されがちですが、実はそれよりも深い眠りを取れていて「日中の活動に支障をきたさない」ことが大事なのです。極端にいえば、朝起きて「今日はあんまり寝た気がしないなあ」と思ったとしても、昼間、元気に活動できていれば不眠とはいいません。

寝つきが悪い、夜中に何度も目が覚める、朝とても早い時間に覚醒してしまう、といった睡眠そのものの悩みに加え、日中やたら眠い、だるい、疲れやすい、集中できない、といった自覚がある場合を不眠といいます。

十分に睡眠を取らないと、空腹ホルモンのグレリンが増加し、満腹ホルモンのレプチンが低下することがわかっています。つまりよく眠れていないと肥満になりやすいのです。ましてや、夜更かしして夜食を食べてしまえばさらに太りやすくなります。

不眠対策には、寝つきを良くする方法と、夜ぐっすり眠れるようにする方法の大きく二つあります。一つは、寝る前の90分前に10分間の入浴をすることです。二つ目は、日中～夕方でも20～30分程度の軽い運動・散歩をすることです。

「入浴」は不眠の朗報！

私たちが寝つく時には、リラックスモードになって体温が下がってきます。その下がり幅が大きいほど、寝つきも良くなることがわかっています。つまり、夕方に意図的に体温を上げておけば、就寝する頃に下がり幅が大きくなるので、すんなりと寝つけるというわけです。

就眠の1～2時間前（90分）に40～43℃のお風呂に、10～15分入ることです。

実は、生物には概日サイクルといって1日のリズムが、脳から発信されてほぼすべての細胞に同期されます。これを中枢時計と末梢時計と呼びます。こうしたリズムは体温と睡眠に深く関わっています。そして、体温には、外部の温度に影響を受ける「皮膚体温」と体の内部の「深部体温（直腸温など）」の二つがあります。
この、深部温度は朝から夕方に向かって高くなり、夜から朝にかけて下がっていくリズムがあります。睡眠時は内臓や脳を休めるために深部温度がゆっくり下がります。

健康な人では、入眠前には手足から外界に熱が逃げていきますので（寝ている赤ちゃんの手足は温かい）、内部体温は下がっていきます。これに引きずられて脳の温度も下がり眠くなります。脳の温度を下げて休ませ、脳の疲労を回復させるのが睡眠なのです。

それでは、寝つきを良くするにはどうしたら良いかですが、〝寝る前、意図的に深部体温をちょっと上げる〟ことです。

それは、入浴をすることです。いったん、深部体温を上げて、入眠時に下がる率を大きくして、熟睡につながるということです。体は、急に深部体温を上げますと、恒常性維持機能（ホメオスタシス）が働いて、下がろうとする働きを利用するのです。

入浴ができない時は「シャワー」や「足湯」だけでも良いのです。

私自身、入浴直前に入浴剤としてマグネシウム入浴剤（商品名「エプソムソルト」付属のスプーン3杯）と重曹を大さじ1杯（重曹は、週2回程度だと肌荒れしない）、さらに入浴用のビタミンCを塩素除去のために1粒入れています。湯上がりはポカポカと体がとても温まります。

深部体温は、睡眠中は最も低くなり、上昇し始めると目覚まし時計のアラームの如く働くのです。体温のサイクルは、睡眠サイクルをリードする重要な要素です。（Shahab Haghayegh ei al. 2019）

入眠が困難な方は、さらに次のことも留意してください。

浴室にコウコウと明かりがついていると、脳が昼間と勘違いしてしまい眠りに入りにくくなってしまうので、暗めがベター。脱衣所の明かりだけでも良い位です。

その他、夕食後に軽い運動として階段昇降や散歩などを15分程度行うのも、同じ理屈で入眠をさそうことになります。また、目の周りを10分間温め、蒸しタオル・温熱アイマスク・アイピロー（目の枕）などで動眼神経を刺激すると、副交感神経が働き眠りやすくなります。

一方、食後眠くなってそのまま寝てしまうのは、睡眠のリズムが崩れるうえに、胃での消化活動が抑えられてしまうので良くありません。

なお、寝る前に常温水２００㎖前後をとると、睡眠中に呼気や汗で失う水分を補えます。「宝水」ともいわれ、血液の粘度を高めないようにするので、朝方に多い心筋梗塞や脳卒中のリスクを下げる役に立ちます。

寝つき、といえば「寝酒がかかせない」という人もいるのではないでしょうか。男性の約半数に寝酒の習慣があるといわれていますが、アルコールが分解されてできるアセトアルデヒドは、交感神経を刺激するので、中途覚醒といって夜中に目覚めやすくなってしまいます。寝るために飲むのは控えましょう。

もし、真夜中に目が覚めた時には、温かい飲み物を1杯飲むのも良いでしょう。

活動と休息のリズムを整える

睡眠といわれるとつい、就寝時のことばかり考えがちですが、実は、注目すべきはむしろ「日中の過ごし方」にあります。というのも、朝起きた時から、体の中ではその日の夜に眠るための準備がすでに始まっているからです。

朝、日光を浴びると、およそ14～16時間後、睡眠ホルモンとも呼ばれるメラトニンの分泌が促され、眠りにつきやすくなることが知られています。日光を浴びることはまた、脳内で心の安定に働くセロトニンという物質が分泌され、ストレス解消にも効果的です。

朝食をとることも大切です。人間の体には睡眠と覚醒のリズムや自律神経、ホルモンを調整する体内時計が多数備わっているとされています。ただし、いずれもぴったり24時間周期ではなくずれが生じます。それをリセットするのが、日光や朝食というわけです。胃腸に、食べ物による刺激が加わることで、覚醒と休息のリズムが整いやすくなるのです。

朝食にはメラトニンやセロトニンの原料となるトリプトファン含有の多い発芽玄米、雑穀米、焼き魚や、カルシウムやマグネシウムを含む納豆、わかめ入り味噌汁や豆腐などをとると良いでしょう。

また、正午～午後3時までの間に10～15分程度のうたたねは、脳がリフレッシュされて午後の活動に好影響をもたらすことがわかってきています。短い昼寝の習慣がある人は、アルツハイマー型認知症の罹患が少ないという報告もあります。ただし30分以上も寝てしまったりすると、夜、寝つきが悪くなったり熟睡できなくなったりするので要注意です。どうしても昼寝が長くなって困る方は、濃いお茶かコーヒーを飲んでからの昼寝もあります。

大いびきは「無呼吸」の恐れも

年齢や肥満、扁桃肥大、小顎症の条件が重なり、夜間に何度も呼吸が止まってしまうことを睡眠時無呼吸症候群といいます。熟睡感が得られないだけでなく、心臓や脳、血管に負担をかけ、脳卒中や心筋梗塞といった命に関わる疾患のリスクを高めることがわかっています。

家族にいびきを指摘されたり、起床時にだるく、昼間、耐え難い眠気に襲われたりする場合は、病気の可能性が疑われます。睡眠外来や循環器科、内科などで検査が受けられます。

「腹の皮張れば、目の皮たるむ」といわれる如く、食欲と睡眠には深い関係があります。

１９９８年、桜井・柳沢グループが視床下部（hypothalamus）の摂食中枢部に特に局在する神経伝達物質を発見しました。その精製物質を動物に投与すると摂食行動が高まることから、ギリシャ語で「食欲」を意味するオレキス（orexis）からオレキシン（Orexin）と命名しました。

翌年、オレキシン欠損マウスにおいて、夜間の活動時に突然スイッチが切れるように倒れる現象が見られました。覚醒からいきなりレム睡眠に移行する「ナルコレプシー」という病気の状態が脳波から確かめられたのです。

さらに、犬のナルコレプシーにおいてオレキシンの受容体の遺伝子に異常があることが判明しました。ナルコレプシー患者では、オレキシン産生細胞は消えてしまうが、その原因は明らかになっていません。

この発見により、オレキシンはナルコレプシーの治療への応用が期待されています。

日常生活の延長でできる運動を

まず何か運動をしようと思った時、「毎朝走ろう」とジョギングを始める方がいます。しかし朝のジョギングはおすすめできません。朝は脳の血流も不足気味で自律神経がまだきちんと働いておらず、体も脳も目覚め切っていない状態です。そのような時にもし、走っていてよろけたりつまずいたりしても、体がとっさのことに反応できず、転んでしまう恐れもあります。

また、寝ている間は水を飲めないので、体内の水分が失われる一方です。血液も粘度が高まり、血管が詰まりやすい状態です。そのような時に走れば、脳梗塞や心筋梗塞で命に関わる事態にもなりかねません。

腸もれ対策に運動が良い、といっても、急激に心拍数や呼吸が上がるような運動は、体にとって負担になるので、控える方が良いでしょう。

運動は面倒だと感じている人はまず1日10分ほどの運動を3回位に分けこまめに体を動かしてみると良いと思います。

［図 12］ 自律神経を整える体操

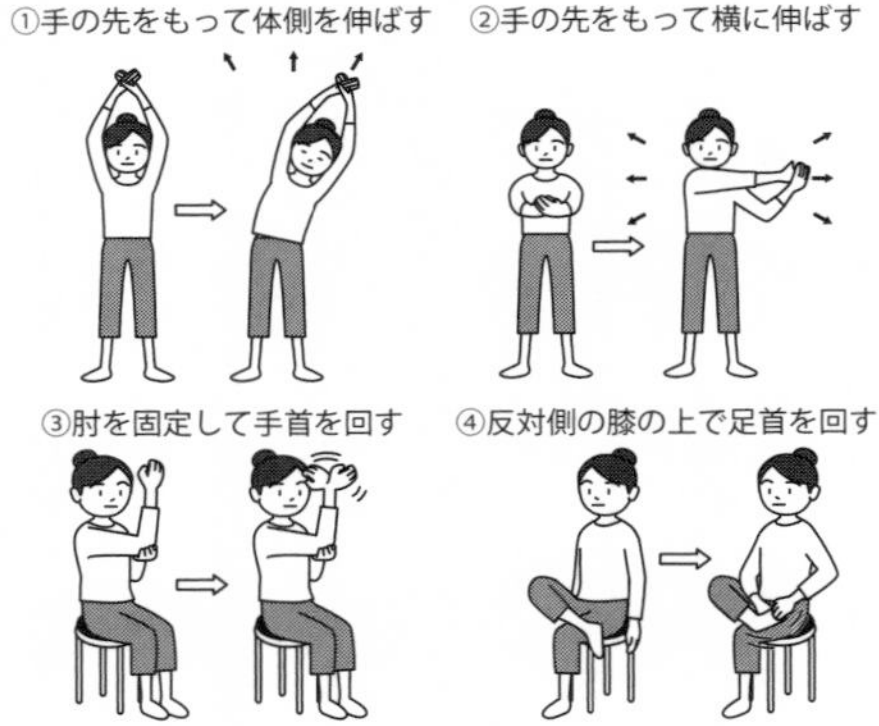

出典：小林弘幸『医師が考案 小林式 自律神経ストレッチ』学研プラス、2019

※あぐらでもできます。

「かかと上げ下げ運動」があります。腰幅に脚を広げます。両かかとを3～5秒間上げ、ストンと下げるのです。15回前後繰り返す。その時、椅子や柱、壁などに手を付けても良いでしょう。ふくらはぎに滞留している血液を押し上げるポンプの働きがあります。足のむくみの解消だけでなく、便秘や冷え性などにも効果があります。

〈自律神経が整う小林式ストレッチ〉

その他に、高齢者の方などに、「小林式自律神経ストレッチ」が有用です。

就眠前や起床時に布団の脇ででき、全

過程を終えても時間はたったの5分です。

図12の方法を詳しくご説明しましょう。①は、両腕を頭上に挙げて伸ばしたまま左右に曲げます。②は手を組んだ腕を前方に出して左右に振ります。③は片方の手で反対側の肘を支え、支えられた手首を時計回しと反時計回しします。④は、片方の下腿を反対側のもの上にのせ、のせた側の反対側の手指で足の裏側より5本の指を各趾間に入れて足指全体を背屈し、反対の手でこぶしをつくり、第2関節部で足底をこすります。

このストレッチは、あぐらをかいた状態でも可能ですので、毎日の習慣にぜひ取り入れてみてください。

リラックスすると腸が整う

ストレス社会ともいわれる現代は、何かと緊張を強いられることも多いものです。今までお話ししてきた通り、脳と腸は互いに影響しあっていますので、緊張状態が毎日のように続けば腸の機能や免疫力も低下しやすくなってしまいます。腸壁の守りが手薄になり、腸もれを起こしやすくなってしまうのです。

ストレスは大きく「肉体的ストレス」と「精神的ストレス」に分けることができます。前者には疲れや体の緊張状態、睡眠不足、また気温や湿度などの気候条件も入ります。後者にはイライラやくよくよといった怒りや不安、落ち込み、また何かにエキサイトすることなどによる興奮状態もストレスになります。

いずれも、ストレスは外部からのなんらかの刺激による緊張全般を指しますので、生きている以上、まったくなくすことはできません。ストレスに対し過剰に反応したり、ため込んだりすることが良くないのです。

そこをいかに上手に対処するかで、腸の状態も左右されるといっていい過ぎではないでしょう。

緊張の反対は弛緩、リラックスですので、緊張した時速やかにリラックス状態へと心身を調節したり、普段からリラックス状態をできるだけ維持することが大切です。

体を温めて腸を整える

緊張状態にある時には血管が収縮しているので、体が冷えています。逆にいえば、体を温めてあげれば血管が拡張し、リラックス状態へ導くことができるのです。

運動や入浴で体が熱くなっている時には、呼吸も早まり心拍数も上がるので、緊張状態にあると思われがちですが、実は逆。確かに一時的には、酸素を全身にスピーディに届けるべく心拍数が上がるなどしますので、交感神経が優位に立つことは確かです。しかし、人間にはバランスを保とうとする調整機能が生まれながらに備わっていますので、しばらくすれば副交感神経が優位に立ち、リラックスモードになれるのです。

股関節をゆるめると自律神経が整う

入浴で温まったあとは体がほぐれています。ここでリラックスに良いヨガのポーズを行うと、自律神経がさらに整いやすくなります。

ポイントは「股関節」。年齢とともに硬くなりやすく、それとともに歩行がしにくい、つまずきやすくなる、などのトラブルを起こしやすくなります。

ポーズはとても簡単。お尻に座布団などを敷いて、あぐらをかくようにして両足の裏を付けます。手で左右の足首をつかみ手前に引き寄せ、背筋を伸ばし、膝を上下に振ります。

ただし、足の裏が付きにくい人は無理はしないで、足を前に出してみてください。目安は30回程度です。転倒しにくくなります。

なお、このポーズは高齢者に多い夜間頻尿も、自律神経を整えることで改善する効果が期待できます。

第5章

「腸もれ」をなくして健康体を手に入れよう

腸が整えば全身が整う

第2章でもお話ししましたが、腸もれを起こしてしまうと、腸から全身へと本来もれてはいけない細菌や毒素がもれてしまい、血流とともに全身に運ばれてしまいます。家の中のたった1カ所、水もれがあったがために、家中あちらこちらに水が回ってしまうようなものです。

裏を返せば、そんな「元栓」をしっかり締めれば、そのようなことは起こらないわけですから、全身を健やかに保つことができます。

腸はまた、消化吸収のみならず、腸内でビタミンや酵素などの有用な物質をつくり出している臓器でもあります。いわば人体の中に大きな「発酵タンク」があるようなもの。例えば酒蔵や味噌樽は、日本の各地方によってさまざまであり、できる酒や味噌の風味もまったく異なります。それと同じように、一人ひとりがもっている腸という発酵タンクは、その人が日々食べているものをもとに、その人の腸内に棲んでいる腸内細菌がつくるわけですから、一人ひとり違っていて当然です。

良い材料を使い、良い環境でつくれば名酒ができるように、腸も良い材料（食べ物）と良い腸内環境であるほど、体にとって良いものがつくられます。

腸内環境を良くすることは、全身の健康状態を良くすることに直結するのです。

最近のトピックス―オートファジーとは

本書ではケトン食によって脂肪からエネルギーをつくり出す仕組みをお話ししましたが、近年さらに、体内でたんぱく質をリサイクル（再生利用）し、エネルギーや細胞の新陳代謝に使われる仕組みも注目されています。

それは「オートファジー」と呼ばれるものです。まだ研究の途上ではありますが、最新の知見としてここで紹介をしておきます。

私たちの細胞は、新陳代謝を繰り返して常に新しい細胞に生まれ変わっています。細胞の主成分はたんぱく質ですから、細胞内のたんぱく質が新しいものに置き換わっている、といい換えても良いでしょう。この仕組みをオートファジー（Autophagy）といいます。

これはギリシャ語の「自分」（オート：auto）と「食べる」（ファジー：phagy）を組

み合わせた造語で、文字通り「自分を食べる」という意味です。日本語で「自食作用」と表現されることもあります。

さしずめたんぱく質の「リサイクル担当」のようなもので、不要になったたんぱく質などを分解し、栄養源として再利用する仕組みのことを指します。オートファゴソームという細胞小器官でたんぱく質を回収し、それを別の小器官であるリソソームに運びます。そこで分解とリサイクルが行われるのです。

たんぱく質が分解されるとアミノ酸になりますが、このアミノ酸が再びたんぱく質の材料になったり、エネルギーに変わったりします。

私たちは食事から1日50～１００g程度のたんぱく質をとっています。一方で、私たちの体内では、1日に２００g程度の自分のたんぱく質をアミノ酸に分解し、それに相当する新たなたんぱく質を合成しています。つまり、食事からとる量の2倍以上のたんぱく質を「リサイクル」によって生み出しているのです。

エネルギー産生の面でも、なんらかの要因で細胞が飢餓状態に陥ると、オートファジーが作動して、自らのたんぱく質をアミノ酸に分解して、エネルギー源にすることが解明されています。

つまり、体の外から食べ物などでエネルギー源を確保する仕組みとは別に、体に存在するたんぱく質からエネルギーをつくり出す仕組みがもともと生体には備わっている、というわけです。

体が不足するとそれを補うシステムは栄養学的にもさまざまありました。糖質が不足すると「糖新生」で他の栄養分から補いますし、糖質制限すると脂質から「ケトン体」のエネルギーが産生します。そして、オートファジーからは、たんぱく質を「再生」される仕組みがあることがわかりました。

細胞内小器官であるオートファゴソームは、有害物質を回収する役割ももっています。例えば病原性をもったウイルスや細菌が細胞に感染すると、それらを取り込んでリソソームに運ぶのです。リソソームではそれを分解し、無毒化するというわけです。

オートファゴソームは、外部から侵入してきた菌やウイルスだけでなく、体内でできる異常なたんぱく質も標的とします。例えばアルツハイマー型認知症は、脳内に異常なたんぱく質が増えて脳細胞がダメージを受けることで起こることがわかっていますが、オートファゴソームはこの異常なたんぱく質も取り込んで分解し、発症を防ぐといわれています。

こうした、体にとっての「敵」を排除する仕組みはまさに免疫と同じです。つまりオートファジーを高めることは、免疫力アップに匹敵するほど病気に対する抵抗力を高め、健康維持に役立つことにつながるといっても過言ではありません。

オートファジーは誰もがもっている仕組みですが、その能力が低下してしまうと病気に罹りやすくなったり、エネルギーの産生が十分に行われなかったりします。どのような場合に能力が低下するかといえば、一つには、有害物がオートファジーの処理能力を上回るほど増えること、そしてもう一つは加齢が知られています。

人間は高齢になるほど、生活習慣病をはじめさまざまな病気に罹りやすくなります。これも、オートファジーの考え方では、加齢によりその能力が低下したために、病気のつけいるスキが増えたからと説明がつきます。

細胞の新陳代謝やエネルギー産生も、加齢などでオートファジーの能力が低下すると、鈍ってしまいます。

日本のたんぱく質の摂取基準（２０１０年版）では、推定平均必要量（ＥＡＲ）は０・72g／kg／day、推奨量（ＲＤＡ：ほぼ全員に推奨できる値）は０・９です。

現実的には１・０〜１・５g／kg／dayを目安量としており、高齢者（特に80歳以上）は、サルコペニア（筋肉減少）やフレイル（虚弱）を予防するため少し多めにとるようにします。

私たちの体重の約15%(7〜10kg）はたんぱく質が占め、１日あたりたんぱく質２５０gをアミノ酸として分解・利用しています。そのうち、食事からは１日あたり50〜60gを摂取して小さいアミノ酸分子にしています。残りの約２００g（70〜80%）はオートファジーにより「リサイクル」され、合成されています。これまでの栄養学はこのリサイクルの分は計算されていなかった可能性があり、現代人はたんぱく質をとり過ぎているといえます。そして、余分なたんぱく質は老廃物として蓄積されていきますが、処理以上だとがん発生の誘因が考えられます。

植物性たんぱく質のすすめ

たんぱく質にも脂質と同じく、動物性たんぱく質と植物性たんぱく質があります。

「動物性たんぱく質」を多く含む食品の特徴としては、

一、脂肪やビタミンＢ12、鉄分の含有量が豊富で、吸収率も高いことが挙げられます。

二、肉類や乳製品に多く含まれるインスリン様成長因子（ＩＧＦ―1）は、子どもの成長にとって大事ですが、大人ではがんを発生させる可能性があります。

三、たんぱく質が多い分、糖化により終末糖化産物（ＡＧＥｓ）を産生しやすいことや、リーキーガット症候群を起こしやすいということも欠点といえるでしょう。

四、水銀農薬や環境汚染物質（ＰＣＢ、ＤＤＴ、ダイオキシン）などは魚を含めて動物性食品が圧倒的に多く、心臓病・脳神経障害・がんや免疫機能の低下のリスクが高くなります。食品から取り込む残留農薬のほとんどは動物性食品からといわれています。動物性食品の残留農薬量は、野菜の78倍、果物の10・4倍、豆類の10・8倍、穀物の35・1倍に相当しています。（Ｃ・Ｂ・エセルスティン著、松田麻美子訳、『血管をよみがえらせる食

事』、２０２０）

五、魚を食べることは健康に良いというイメージがありますが、魚にも問題はあります。特に、メカジキ、サメ、アマダイ、サワラなどに含まれる水銀は強烈な酸化物質であり、動脈にダメージを与え血栓を形成し、心臓発作のリスクを高めます。そのため米国では、妊婦や授乳中の女性、子どもには、これらの魚を食べさせないよう指導がされています。マグロなどの魚についても、週１回以下にとどめるように警告されています。

ハーヴィー・ダイアモンド『フィット・フォー・ライフ』（２００６）によれば、魚に豊富に含まれ体に良いといわれるＥＰＡやＤＨＡは、オメガ３系のαリノレン酸（えごま、亜麻仁、緑黄色野菜、ナッツに多く含まれる脂肪酸）からも合成されます。魚からしか取れないというわけではありません。

草食動物の象やキリンを見てもわかる通り、植物性食品でも決して動物食品に劣らない栄養があります。

すべての野菜、穀物、ナッツ、種子類はほぼ完全に各種アミノ酸を含んでいます（ある

［図 13］動物性食品と植物性食品の比較

	動物性食品	植物性食品
脂肪の量	高い（主に飽和） (コレステロールは合成)	植物油＞ナッツ＞豆類＞ アボカド
たんぱく質の 量と質	・量多い 〈過剰摂取〉 ・インスリン様成長因子 がん発生 ・終末糖化産物　AGEs ・リーキーガット症候群	・量少ない （キヌア・そばはほぼ 必須アミノ酸含有だが 量が少ない）
硫黄含有率	多く、酸性化	穀物、豆にある
酸性度	酸性	アルカリ性
胃からの Ca排泄	増加	不変
ビタミンB12	含む	含まない （腸内細菌が合成）
鉄	含む ・活性酸素発生 ・発がん性物質	含まない
吸収率	95%	50〜80%
水銀や環境汚 染物質	高い	低い
食物繊維	なし(悪玉菌の増殖)	高い
ミネラル・酵 素・水	少ない	豊富（抗酸化物質）
がん	促進する	抑制する
コレステロー ル値	上昇	不変

参考：Pediaa.Com
https://pediaa.com/what-is-the-difference-between-animal-and-plant-protein

種類の植物性食品には、一つか二つ、含有量が比較的少ないアミノ酸はあります)。

畑の肉ともいわれる大豆は、女性ホルモンのエストロゲンに類似の物質が含まれており、豆乳を1日3ℓ以上飲み続けるようなことをしなければ、乳がんや男性の女性化といった心配はないことが、動物実験の結果から報告されています。大豆たんぱく質は乳がんや卵巣がんの予防に有用との報告もあります。

しかし、プロテインパウダーやソイミートなど高度に加工された大豆製品は避ける方が望ましいでしょう。原則的に生の食べ物(Raw food)を、よく噛むことが基本です。

牛乳の課題

動物性食品がもたらす害について、今、注目されているのが牛乳とがんとの関連です。牛乳は、生まれたての40kgの仔牛を2年弱で600~700kg(15~18倍)までに育てる能力があります。人間にとって牛乳の「成長ホルモン」は強過ぎて、前立腺がんや乳がんなどのがん細胞を増殖します。そして、多くの抗生物質が混入されている可能性があるために耐性菌ができやすいのです。さらに、世界人口の85%が乳糖不耐症をもっていて、

［図14］わが国の牛乳乳製品需給の推移

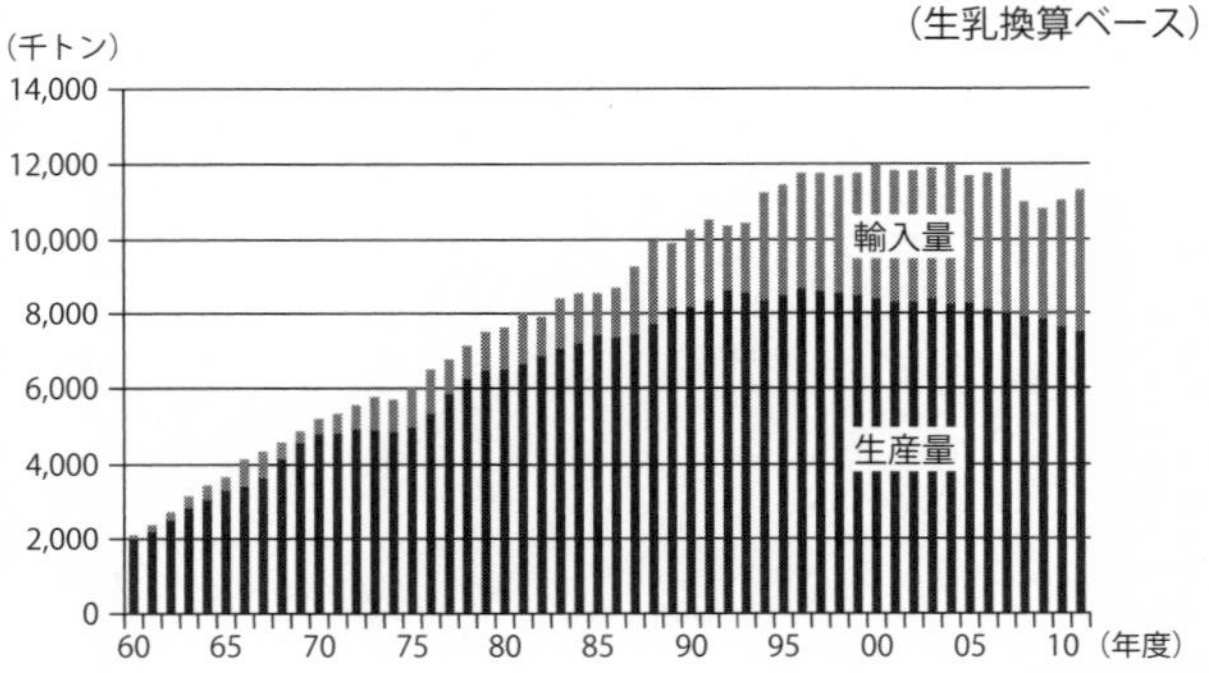

出典：農林水産省「食料需給表」

消化系障害やアレルギー反応をきたします。さらに、乳製品を多く摂取している人ほど血液が酸性になるため骨折率が高まります。

米国では牛乳を飲む頻度が著明に減少しています。一方、日本では輸入までして飲用しています。米国では、飲まれているミルクのうち15％が、豆乳かアーモンドミルク（価格は牛乳の2倍）といった代替ミルクです。牛乳にはホルモン剤や抗生物質、洗浄剤が混入されている一方、「アーモンドミルク」はカロリーが低く、飽和脂肪酸が含まれず、ミネラルやビタミンが豊富に含まれています。今では、アーモンドミルクは乳製品の最大の代替手段です（特に、砂糖抜きをおすすめします）。

今や、骨の健康を守るために牛乳を飲むという「神話」は改めなくてはなりません。骨折予防のカギは、カルシウムの摂取不足にあるのでなく、体からカルシウムを失わないような食生活にあるのです。すなわち、血液を酸性に傾ける肉類、魚介類、卵、牛乳、粉ミルク、砂糖などを控えることです。

アルカリ性食品には大豆製品・野菜・果物・生ナッツ・海藻・きのこなどがあります。乳製品でもバターだけは中性です。そして、カルシウムをとるのなら植物性の豆類やケール、からし菜、チンゲン菜などからが好ましいのです。

動物性たんぱく質の特にカゼインが、発がん性物質の側面をもち合わせています。

これはコリン・キャンベル博士の実験が如実に示しています。ラットにアフラトキシン（AF）の発がん物質をさらさせたあとに、牛乳の主要たんぱく質であるカゼインを、総カロリーに20％と5％に分けて投与したところ、前者は肝がんが発生し、後者はゼロでした。

次に、この2種類のエサを3週間ごとに交替させて劇的な結果を得ています。カゼインが20％の期間はがん細胞の成長が加速し、5％の間は同じラットでもがんの成長の幅が減少しました。そして、植物性たんぱく質ではがんの発生を促しませんでした。

さらに、がんと遺伝子についても誤解しています。T・コリン・キャンベル『フォークス・オーバー・ナイブズ　いのちを救う食卓革命』（DVD、2012）によれば、遺伝子のみで発生するがんは2％以下と稀であり、このことは栄養学会の共通の認識です。

同様のがんの発生実験で、マウスまたはラットに対し遺伝的処置として、B型肝炎ウイルスもしくは大量のアフラトキシンに暴露することであらかじめ意図的に遺伝子にダメージを与えてみましたが、がんが発生したのは高動物性たんぱく質食を与えた場合だけでした。がんの決定要因は遺伝より栄養の方がはるかに重要であり、がんの8割から9割、恐らくは97～98％近くが食事やライフスタイルに関連していることを強く示しています。

また、一卵性双生児の発がん率の比較でも食事環境により差が出てきています。

なお、PBWF（植物性一物全体食）の栄養ががんを発生させる遺伝子をオフに切り替えることができる証拠も出ています（T・コリン・キャンベル、『WHOLE』、2020）。

ベジタリアンは「菜食主義」と訳されていますが、本来のベジタリアンのベジはベジタブル（野菜）ではなく、ラテン語で「生命・活力に溢れている」を意味する「ベジタス(vegetus)」からきています。

健やかな1日の積み重ねが、健やかな人生をつくる

千里の道も一歩から、といいます。健康も一朝一夕ではつくれません。まして今、慢性疾患や慢性的な不調を抱えている人ならなおさらです。

しかし、「腸もれ」を知り、それを防ぐ食事法としての「ケトン食」を実践すれば、少なくともぶり返したり、悪化に向かったり、ということは少なくなっていくものと考えます。すぐに治るわけではありませんが、体の中から少しずつ、病気に立ち向かえる状態へと変わっていきます。

「今日1日、健やかに過ごせた、良い1日だった」が1年、10年と続いて豊かな人生をつくります。

さきほど「人生１００年」と述べましたが、それでも私たちは不老不死ではありません。

昔よりもゆるやかで時間が掛かっているとは思いますが、少しずつ私たちの体も、臓器も老化により機能低下していきます。

腸ももちろん例外ではありません。若い頃はたとえ暴飲暴食しても翌日となればケロッとしていたような人でも、年齢を重ねれば不摂生がすぐにたたって調子を崩すものです。

生きている限り、働いてくれている腸をいたわり、1日1日を腸にとって良い食事、良い腸内環境を与え続けることが、健康長寿のいちばんの秘訣であるといえるでしょう。

おわりに

この原稿を書き始めたのは、まさにコロナ禍の第1波が去ろうとしていた6月下旬でした。今、第３波の真っただ中にいますが、志村けんさんや岡江久美子さんが亡くなるなど不安な時でした。そして今、ワクチン開発の報道とともに医療崩壊の危機が毎日、報道されています。

日本はこれからますます高齢化が進み、２０２５年には65歳以上が全体の約３割、後期高齢者と呼ばれる75歳以上も全体の約２割に達すると推測されています。

一方、少子化により人口は減少し、毎年一つの都市が消えていくことに匹敵します。

こうした背景から、医療体制の抜本的な見直しが迫られることは必至です。医療従事者の不足、医療費の増大ともに喫緊の課題であり、若年者の負担も深刻なものになるでしょう。

そのような状況の中、今こそ本格的な「予防医学」が必要です。第一次予防医学とは病気の発生を防ぎ、食習慣と生活スタイルを指導していくことです。そして第二次予防医学とは、無症状の病気を発見し、食生活と生活スタイルを改善することです。

これまでは、科学がこの半世紀の間に追求してきた驚異の薬や最先端の手術器具、レーザー、遺伝子組み換えに期待していましたが、健康の秘密は目の前に存在していました。それは、ありきたりで冴えない言葉だと思われてきた「食事」だったのです。医療機関は「病気になった人が行くところ」でした。しかし今は、自分たち一人ひとりが口にする食品を選ぶことの方が、医療機関に行くよりも何十倍の効果があるのです。

今回、リーキーガットからオートファジーまでを述べました。この中には通常の食生活が深く関わっていることがわかります。そして、体の中でいかに腸が脳より蔑まれてきたかが見て取れます。

そこには、一見よそ者である腸内細菌の存在があるのかもしれません。今こそ、この差別を解消して共生の世界を探さなければ未来はありません。

それは、脳中心と思われる「糖質系」から、腸中心の「ケトン系」に移るべき時であると思われます。

そして、同時に「動物性食品」から「植物性食品の一物全体」への移行が求められているようです。

コリン・キャンベル博士の近著『ＷＨＯＬＥ』に、リウ博士のリンゴの研究「リンゴがもつ驚くべき抗酸化作用」が載っています。リンゴにはビタミンＣが５・７㎎／１００ｇしか含まれていませんが、しかし、同量の新鮮なリンゴからの抗酸化活性はビタミンＣの１５００㎎（２６３倍）に相当する量を有していたということです。リンゴ全体の中には、ビタミンＣ類似の化学物が存在していることを考えなくてはならないということです。これは、１００年前にすでに日本の石塚左玄が「一物全体食主義」を唱えていたものと考え方は同じです。さらに、植物性一物全体（丸ごと）は、がん発生の遺伝子群をまとめてオフに切り替えることができる証拠も出ているとのことです。

医学・科学は日進月歩です。あなたの命をすべて他人に任せるのではなく、食事を含め日常生活を通して自分が自分の健康を守る時代になっています。

本書が、そういった「自分の体は自分で治す」ことの一つのきっかけになれば幸いです。

最後までお読みくださり、ありがとうございました。

なお、企画・編集してくださった吉野綾香・澤口広菜・大崎志穂・福田真由美諸氏をはじめ、その他大勢の方々のご尽力により出版に達せられました。深く感謝いたします。

参考文献

・八田秀雄『乳酸サイエンス　エネルギー代謝と運動生理学』市村出版　２０１７
・内藤裕二『消化管《おなか》は泣いています　腸内フローラが体を変える、脳を活かす』ダイヤモンド社　２０１６
・T・コリン・キャンベル『ＷＨＯＬＥ　がんとあらゆる生活習慣病を予防する最先端栄養学』（ハワード・ジェイコブソン執筆協力、鈴木晴恵監修、丸山清志訳）ユサブル　２０２０
・C・B・エセルスティン『血管をよみがえらせる食事　最新医学が証明した心臓病・脳疾患の予防と回復』（松田麻美子監修・訳）ユサブル　２０２０
・ハーヴィー・ダイアモンド、マリリン・ダイアモンド『フィット・フォー・ライフ　健康長寿には「不滅の原則」があった！』（松田麻美子訳・補遺）グスコー出版　２００６
・T・コリン・キャンベル、トーマス・M・キャンベル『葬られた「第二のマクガバン報告」上「動物タンパク神話」の崩壊とチャイナ・プロジェクト』（松田麻美子訳）グスコー出版　２００９
・T・コリン・キャンベル、トーマス・M・キャンベル『葬られた「第二のマクガバン報告」中　あらゆる生活習慣病を改善する「人間と食」の原則』（松田麻美子訳）グスコー出版　２０１０

・T・コリン・キャンベル、トーマス・M・キャンベル『葬られた「第二のマクガバン報告」下　政界・医学界・食品医薬品業界が犯した「情報黙殺」の大罪』（松田麻美子訳）グスコー出版　２０１１
・D・パールマター、クリスティン・ロバーグ『「いつものパン」があなたを殺す　脳を一生、老化させない食事』（白澤卓二訳）三笠書房　２０１５
・奥山治美『オリーブオイル・サラダ油は今すぐやめなさい！　いつもの油にあなたも殺される。』スコラマガジン　２０１５
・奥山治美、市川祐子、國枝英子『油の正しい選び方・摂り方　最新　油脂と健康の科学』農山漁村文化協会　２００８
・D・パールマター、クリスティン・ロバーグ『「腸の力」であなたは変わる　一生病気にならない、脳と体が強くなる食事法』（白澤卓二訳）三笠書房　２０１６
・スティーブン・R・ガンドリー『食のパラドックス　６週間で体がよみがえる食事法』（白澤卓二訳）翔泳社　２０１８
・ウイリアム・デイビス『小麦は食べるな！』（白澤卓二訳）日本文芸社　２０１３
・エムラン・メイヤー『腸と脳　体内の会話はいかにあなたの気分や選択や健康を左右するか』（高橋洋訳）紀伊國屋書店　２０１８
・佐藤拓己『体内年齢がよみがえる科学　ケトン体革命　究極のアンチエイジング理論』エール出版社　２０１６

・松原秀樹『腸もれ　リーキーガット解消法　アレルギー、肥満、糖尿病……、体質改善の鍵は腸にあり！』日貿出版社　2019

・D・A・シンクレア、M・D・ラプラント『LIFESPAN《ライフスパン》　老いなき世界』（梶山あゆみ訳）東洋経済新報社　2020

・斎藤糧三『病気を遠ざける！　1日1回日光浴　日本人は知らないビタミンDの実力』講談社　2017

・古川健司『ビタミンDとケトン食　最強のがん治療』光文社　2019

・斎藤糧三『サーファーに花粉症はいない　現代病（アレルギー、インフルエンザ、関節痛、高血圧）の一因は「ビタミンD」欠乏だった！』小学館　2012

・夏井睦『炭水化物が人類を滅ぼす【最終解答編】　植物vs.ヒトの全人類史』光文社　2017

・宗田哲男『ケトン体が人類を救う　糖質制限でなぜ健康になるのか』光文社　2015

・宗田哲男『最強の油・MCTオイルで病気知らずの体になる！　認知症、糖尿病、うつ病予防&ダイエット効果も』河出書房新社　2018

・江田証『腸内細菌の逆襲　お腹のガスが健康寿命を決める』幻冬舎　2020

・M・グレガー、G・ストーン『食事のせいで、死なないために〔食材別編〕　スーパーフードと最新科学であなたを守る、最強の栄養学』（神崎朗子訳）NHK出版　2017

・月田承一郎『若い研究者へ遺すメッセージ　小さな小さなクローディン発見物語』羊土社　2006

・満尾正『医者が教える「最高の栄養」　ビタミンDが病気にならない体をつくる』KADOKAWA　２０２０
・小林弘幸『なぜ、「これ」は健康にいいのか？　副交感神経が人生の質を決める』サンマーク出版　２０１１
・藤田紘一郎『隠れ病は「腸もれ」を疑え！　あなたを不調から救う、「腸もれ症候群」80の基礎知識』ワニブックス　２０１７
・白澤卓二『体が生まれ変わる「ケトン体」食事法　太らない、疲れない、老けない――体と頭を「糖化」させるな』三笠書房　２０１５
・藤田紘一郎「こころとからだの免疫学　腸内細菌の働きを中心に」『心身健康科学』８巻２号、P.69—73　日本心身健康科学会　２０１２
・大隅良典「自分を食べて生き残る細胞に魅せられて」『生命誌ジャーナル』62号　ＪＴ生命誌研究館　２００９　http://brh.co.jp/s_library/interview/62/
・児島将康「グレリンの発見についての裏話」『日本薬理学雑誌』１３０巻１号　P.14—18　公益社団法人日本薬理学会　２００７年７月
・Sturgeon C, Fasano A (2016) "Zonulin, a regulator of epithelial and endothelial barrier functions, and its involvement in chronic inflammatory diseases", Tissue Barriers 4(4): e1251384.
・Shahab Haghayegh, Sepideh Khoshnevis, Michael H. Smolensky, Kenneth R. Diller, Richard J. Castriotta (2019) "Before-bedtime passive body heating by warm shower or bath to improve

sleep: A systematic review and meta-analysis", Sleep Medicine Reviews 46: 124-135.
・R. H.Liu（2000）"Antioxidant activity of fresh apples", Nature 405（6789）: 903-904.
・磯博康「血清高感度C反応性蛋白と循環器疾患死亡との関連」https://publichealth.med.hokudai.ac.jp/jacc/reports/iso4/index.html

藤田長久（ふじた　たけひさ）

1940年生まれ。
1966年、新潟大学医学部卒。病院勤務を経て1982年に藤田神経内科病院を設立。1986年、医療法人社団茜会理事長に就任。自身が糖尿病家系、高血圧であることから、糖質制限による体調管理にいち早く着目。現在は糖質制限にとどまらず、食事や生活習慣の改善によりさまざまな病気を防ぎ、改善できることを日々患者に啓発している。近年は糖質の過剰摂取による腸不調「腸もれ」に着目している。

本書についての
ご意見・ご感想はコチラ

体の不調は「腸もれ」が原因

二〇二一年三月一九日　第一刷発行

著　者　藤田長久
発行人　久保田貴幸
発行元　株式会社　幻冬舎メディアコンサルティング
〒一五一-〇〇五一　東京都渋谷区千駄ヶ谷四-九-七
電話　〇三-五四一一-六四四〇（編集）
発売元　株式会社　幻冬舎
〒一五一-〇〇五一　東京都渋谷区千駄ヶ谷四-九-七
電話　〇三-五四一一-六二二二（営業）
印刷・製本　シナノ書籍印刷株式会社
装　丁　三浦文我

検印廃止

Printed in Japan　ISBN978-4-344-93223-4 C0047
幻冬舎メディアコンサルティングＨＰ　http://www.gentosha-mc.com/